国医大师 图说

刮痧

◎ 李业甫 主编

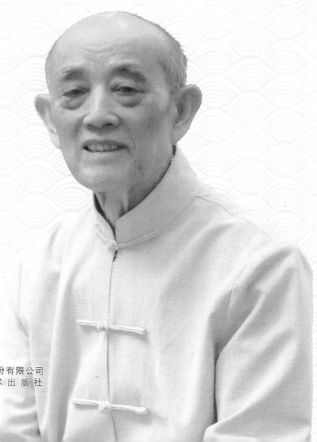

时代出版传媒股份有限公司

安徽科学技术出版社

图书在版编目(CIP)数据

国医大师图说刮痧 / 李业甫主编. --合肥:安徽科学
技术出版社,2020.9
ISBN 978-7-5337-7706-7

Ⅰ.①国…　Ⅱ.①李…　Ⅲ.①刮搓疗法-图解
Ⅳ.①R244.4-64

中国版本图书馆CIP数据核字(2018)第242030号

GUOYI DASHI TUSHUO GUASHA
国 医 大 师 图 说 刮 痧

李业甫　主编

出 版 人:丁凌云　　　选题策划:王　宜　　　责任编辑:王　宜
文字编辑:王丽君　　　责任校对:沙　莹　　　责任印制:梁东兵
装帧设计:深圳市金版文化发展股份有限公司
出版发行:时代出版传媒股份有限公司　http://www.press-mart.com
　　　　　安徽科学技术出版社　　　　　http://www.ahstp.net
　　　　　(合肥市政务文化新区翡翠路1118号出版传媒广场,邮编:230071)
　　　　　电话:(0551)63533330
印　　 制:深圳市精彩印联合印务有限公司　　 电话:(0755)26627879—801
(如发现印装质量问题,影响阅读,请与印刷厂商联系调换)

开本:710×1010　1/16　　　印张:15　　　　字数:300千
版次:2020年9月第1版　　　2020年9月第1次印刷

ISBN 978-7-5337-7706-7　　　　　　　　　　定价:49.00元

编委会

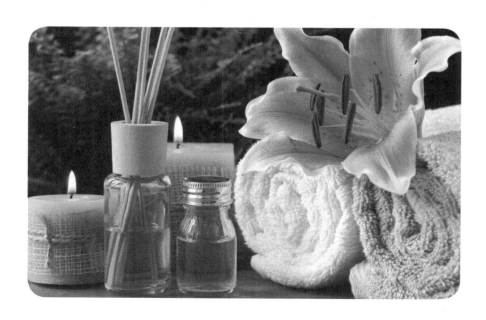

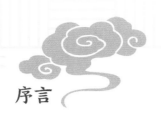

序言

　　刮痧疗法是中华民族几千年来与疾病做斗争中积累起来的宝贵经验，千百年来在民间流传甚广，给广大民众的健康带来很大的福音。它具有一套以脏腑经络学说为中心的完整理论，强调整体，重视内因，采用无创性的温和刺激，扶正驱邪，以调动机体本身的防御能力，战胜疾病，调和阴阳、气血、脏腑功能，使失衡的内部稳定，从而恢复身心健康。

　　中医认为，疾病的根源在于我们吸收了太多的毒素，这些毒素进入血液，血液便受到污染，污染的血液流进五脏六腑，相应的部分便会出现不同的反应。而刮痧能够及时地将体内代谢的毒素刮拭到体表，沉积到皮下的毛孔，使体内的气血畅通，能够舒筋通络，消除疼痛病灶，解除肌肉紧张，明显减轻疼痛症状，舒缓人体某些部位由于长时间劳累形成的酸痛，减轻人体疲惫，有利身心。

　　中医有"治未病"的学说，对于疾病，我们要早点做防范，增强身体的抵抗力，预防疾病发生。本书系统阐述了经络刮痧的基础知识，描述以时辰为主的养生方法，以常见病痛，妇科、男科病症，常见的颈肩腰腿、五官、皮肤疾病等分类，详解多种病症的刮痧取穴及操作方法。本书采用的是读者易读、易学、易懂的图解形式，文字流畅优美、论述清晰，图片写实详尽，穴位的位置准确，为读者阅读理解、掌握刮痧疗法提供了诸多便利，同时亦可为读者节省不少宝贵的时间。本书通俗易懂，严谨科学，希望能为您和家人的健康保驾护航。

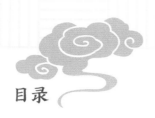

目录

第一章　中国古老的治疗方法——刮痧疗法

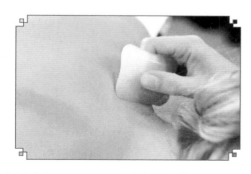

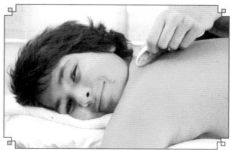

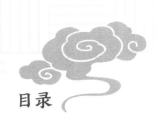

目录

第二章　刮痧治疗要顺势而行

第三章　刮一刮，常见疾病不烦恼

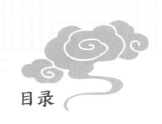

目录

第四章　刮一刮，夫妻生活不争吵

第五章　刮一刮，颈肩腰腿筋骨松

第六章　刮一刮，目明耳聪口鼻健

第七章　刮一刮，肤如凝脂光彩照人

附录　人体经络穴位总图

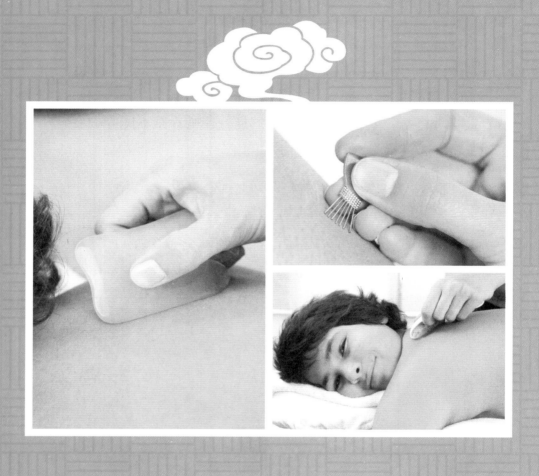

第一章

中国

古老的治疗方法——刮痧疗法

刮痧疗法是中华民族几千年来与疾病做斗争中积累起来的宝贵经验，是中医保健、中医养生、中医理疗学的一项重大发明。在本章当中，可以了解到刮痧疗法的治疗作用与其所运用的手法。

刮痧底蕴深厚的历史渊源

刮痧疗法，起于民间，其确切的发明年代及发明人难以考证。砭石是针刺术、刮痧法的萌芽阶段，刮痧疗法可以说是砭石疗法的延续、发展或是另一种存在形式。远古时代，当人们患病时，不经意地用手、石片在身上抚摸、捶击，有时竟然可使病情得到缓解，这就是刮痧治病的雏形。

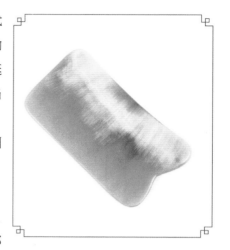

自青铜器时代之后，随着经络理论的发展，民间开始流传用边沿钝滑的铜钱、汤匙、瓷杯盖、钱币、玉器等器具，在皮肤表面的相关经络部位反复刮动，直到皮下出现红色或紫色瘀斑，以达到开泄腠理、祛邪外出而调理痧症的方法。在不断的实践中，逐渐形成刮痧健康疗法。

最早记载这一方法的是元代危亦林，他撰写的《世医得效方》卷二"沙证"一节中说："沙证，古方不载……所感如伤寒，头痛呕恶，浑身壮热，手足指末微厥，或腹痛闷乱、须臾能杀人……"这时的"沙"是指一种病症，而后来的"痧"字是从"沙"演变而来的。刮痧使体内的痧毒，即体内的病理产物得以外排，从而达到治愈痧证的目的。因很多病症在刮拭过的皮肤表面会出现红色、紫红色或暗青色的类似"沙"样的斑点，故人们逐渐将这种疗法称为"刮痧疗法"。

在明清的医学著作中，不仅继承了危亦林《世医得效方》在痧证及刮痧方法方面的知识，而且有了进一步的发展。清代郭右陶所撰的《痧胀玉衡》为其中具有代表性的痧证辨治专著。此书中对刮痧法进行了较为系统的论述，包括痧证的病因、病机分类、症状表现及治法用方，还包括刮痧、放痧、淬痧等具体方法和适应证。

中国刮痧健康法是在传统刮痧疗法基础上的继承与发展，不仅在工具的选择上更为合理，而且在刮痧手法上结合了按摩、点穴、杵针等手法，并在不断地完善与改进。中国刮痧健康法以其易学、易会、易行、疗效明显的特点，必将为人类健康事业做出卓越的贡献。

刮痧疗法的治疗作用

刮痧是以中医脏腑经络学说为理论指导，集针灸、按摩、点穴、拔罐等非药物疗法之所长，用水牛角为材料做成刮痧板，配合香蔓刮痧疏导油，选取一定的部位进行操作的一种自然疗法，对人体有活血化瘀、调整阴阳、舒筋通络、排出毒素等作用。刮痧施术于皮部对机体的作用大致可分为两大类：一是预防保健作用，二是治疗作用。

预防保健作用

刮痧疗法的作用部位是体表皮肤，皮肤直接接触外界，且对外界气候环境的变化起适应与防卫作用。健康人常做刮痧（如取背俞穴、足三里穴等），可增强卫气，卫气强则护表能力强，外邪不易侵表。若外邪侵表，出现恶寒、发热、鼻塞、流涕等表证，及时刮痧（如取肺俞穴、中府穴等）可将表邪及时祛除，以免表邪侵入五脏六腑而生大病。

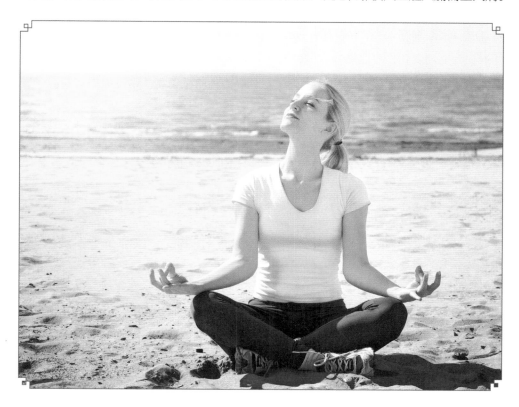

治疗作用

刮痧疗法的治疗作用可表现在以下方面：

行气活血

气血通过经络系统的传输对人体起着濡养、温煦等作用。刮痧可以使局部皮肤充血，毛细血管扩张，血液循环加快。刮痧作用于肌表，可以使经络通畅、气血通达、瘀血化散，局部疼痛得以减轻或消失。

舒筋通络

通过刮痧，可以防止损伤后的肌肉附着点、筋膜、韧带、关节囊等发生粘连、纤维化等病理变化；可以消除深沉部的肌肉紧张痉挛，以消除疼痛；还可以通过刮痧的刺激，提高局部阻滞的痛阈，使局部肌肉放松，消除肌肉疼痛，有利于病灶修复。

排出毒素

刮痧可使局部组织形成高度充血，血管神经受到刺激使血管扩张，血流及淋巴液增快，吞噬作用及搬运力量加强，使体内废物、毒素加速排出，组织细胞得到营养，从而使血液得到净化，增强全身抵抗力，进而减轻病势，促进康复。

活血化瘀

刮痧可调节肌肉的收缩和舒张，使组织间压力得到调节，以促进刮拭组织周围的血液循环，增加组织流量，从而起到活血化瘀、祛瘀生新的作用。

调整阴阳

刮痧对内脏功能有明显的调整阴阳的双向作用，可以改善和调整脏腑功能，使脏腑阴阳得到平衡。如肠道蠕动亢进者，在腹部和背部等处使用刮痧可使亢进者受到抑制而恢复正常；反之，肠道蠕动功能减退者，则可促进其蠕动，恢复正常。

调整信息

人体的各个脏器都有其特定的生物信息，当脏器发生病变时，有关的生物信息也会随之发生改变，而脏器生物信息的改变可影响整个脏器系统乃至全身的功能平衡。而刮痧疗法可以通过刺激体表的特定部位，产生一定的生物信息，通过信息传递系统输送到有关脏器，对失常的生物信息加以调整，从而对病变脏器起到调节作用。

刮痧治疗的手法操作种类

在刮痧治疗的操作中，有手持刮痧板操作的方法，也有徒手操作的方法。用刮痧板操作的有刮痧法、挑痧法、放痧法，徒手操作有揪痧法、扯痧法、挤痧法、焠痧法、拍痧法。

刮痧法

刮痧法是最常用的一种方法，有直接刮痧与间接刮痧两种。

1. **直接刮痧**：在需要被刮痧的位置均匀涂上刮痧介质，用刮痧工具直接接触皮肤，在体表的特定部位反复进行刮拭，直到皮下出现痧痕为止。

2. **间接刮痧**：在需要刮拭的部位上放一层薄布类物品，然后再用刮痧工具在布上间接刮拭。此法有保护皮肤的作用，主要适用于儿童、高热或中枢神经系统感染开始出现抽搐者、年老体弱者和某些皮肤病患者。

挑痧法

指刮拭者用针刺挑患者体表的一定部位以治疗疾病的方法。具体操作是用消毒棉球在需要治疗的部位上进行消毒，一手捏起调刺部位的皮肉，另一手持三棱针，对准操作部位，针横向刺入皮肤并向外挑，挑断皮下白色纤维组织或青筋，有白色纤维组织的地方要挑尽为止，同时用双手挤出紫暗色的痧血，最后用碘酒消毒，敷上无菌纱布并固定。此法主要用于治疗暗痧、宿痧、郁痧、闷痧等病症。

扯痧法

在受术者的一定部位上，施术者用拇指与食指用力提扯受术者的皮肤，扯起一部分皮肤及皮下组织，并向一侧牵拉拧扯，然后迅速放开还原，使扯痧部位表面出现紫红色或暗红色的痧点，以达到治疗的效果。此法主要应用于头部、颈项、背部及面额的太阳穴和印堂穴。

放痧法

放痧法又称刺络疗法，是以针刺静脉或点刺穴位出血，而达到治病的施治方法，可分为泻血法与点刺法。此法与挑痧法基本相似，但刺激性更强，多用于重症急救。

1.泻血法：在进行常规消毒后，一手拇指压其下端，上端用橡皮管扎紧，施术者握拳，另一手持三棱针。迅速刺入脉中 1.5 ~ 3 毫米深，然后出针，使其流出少量血液，用消毒棉球按压针孔。此法适用于肘窝、腘窝及太阳穴等处的浅表静脉，用以治疗中暑、急性腰扭伤、急性淋巴管炎等。

2.点刺法：在进行操作前，先用挤压法使血液积聚于针刺部位，在进行消毒后，施术者一手拇、食、中夹紧被刺部位，另一手持三棱针对准被刺位迅速刺入皮肤 3.3 ~ 6.6 毫米深后出针。挤压针孔周围，使其少量出血，然后用消毒棉球按压针孔。此法多用于手指或足趾末端穴位。

揪痧法

此法在民间又称为"揪疙瘩"，在刮拭的部位涂上刮痧介质，然后施术者五指屈曲，用食、中两指在施术部位，把皮肤与肌肉揪起，然后用力向外滑动再松开，一揪一放，反复进行，并连续发出"巴巴"的声响，在同一部位可连续操作 6 ~ 7 遍。被夹起的部位就会出现痧痕，造成局部瘀血，使皮肤出现血痕。此法适用于皮肤张力不大的头面部及腹、颈、肩、背部等处。

挤痧法

在受术者需要治疗的部位，施术者用两手或单手大拇指与食指在施治部位做有规律、有秩序的互相挤压，连续挤出一块块或一小排紫红色痧斑为止。此法一般用于头额部位的腧穴。

焠痧法

用灯芯草蘸油点燃之后，在人体的皮肤表面的红点处燃烧，手法要快，一接触到受术者皮肤，立即离开，这时往往会听到十分清脆的灯火燃烧皮肤的爆响声。此法适宜寒症。

拍痧法

用虚掌拍打或用刮痧板拍打需要施治的部位，主要用于双肘关节内侧和膝盖或大腿的内侧，或发病有异常感觉的身体部位或痛痒、胀麻等部位。

刮痧取穴简便法

穴位是人体脏腑经络气血输注于体表的部位。取穴的正确与否，直接影响刮痧的疗效。掌握正确的方法是准确取穴的基础。常用的刮痧取穴方法有手指度量法、骨度分寸法、体表标志法、简便定位法和感知找穴法 5 种。

手指度量法

利用患者本人的手指作为测量的尺度来量取穴位的方法称为手指度量法，又称为"手指同身寸"，是临床上最常用的取穴方法。

"同身寸"中的"寸"并没有具体数值。"同身寸"中的"1 寸"在不同的人身体上的长短是不同的：较高的人的"1 寸"要比较矮的人的"1 寸"要长，这是由身体比例来决定的。所以，"同身寸"只适用于自己身上，而不能用自己的手指去测量别人身上的穴位，这样做是找不准穴位的。

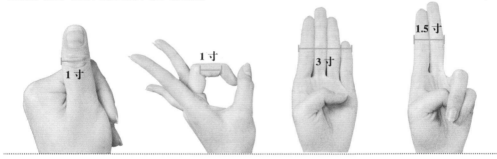

●**拇指同身寸**：是以拇指第一关节的横度为 1 寸。适用于四肢部取穴。

●**中指同身寸**：是手指度量法中较常用的方法之一，中指弯屈时中节内侧两端横纹之间的距离为 1 寸。适用于四肢部和背部取穴。

●**横指同身寸**：又称"一夫法"，食指、中指、无名指和小指并拢，以中指第二节纹线处四横指并紧后的共同横行长度为"一夫"，四指宽度为 3 寸。另外，食指、中指并拢，以中指第二节纹线处二横指并紧后的共同横行长度为 1.5 寸。适用于下肢、腹部和背部取穴。

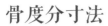

骨度分寸法

始见于《灵枢·骨度》篇。它将人体的各个部位分别规定其折算长度，作为量取腧穴的标准。如前后发际间为 12 寸，两乳间为 8 寸，胸骨体下缘至脐中为 8 寸，耳后两乳突（完骨）之间为 9 寸，肩胛骨内缘至背正中线为 3 寸，腋前（后）横纹至肘横纹为 9 寸，肘横纹至腕横纹为 12 寸，股骨大粗隆（大转子）至膝中为 19 寸，膝中至外踝尖为 16 寸，胫骨内侧髁下缘至内踝尖为 13 寸。

体表标志法

●**固定标志**：常见判别穴位的标志有眉毛、乳头、指甲、趾甲、脚踝等。如神阙位于腹部脐中央，膻中位于两乳头中间。

●**动作标志**：需要做出相应的动作姿势才能显现的标志，如张口取耳屏前凹陷处为听宫穴。

膻中穴

简便定位法

简便定位法是临床中一种简便易行的腧穴定位方法。如立正姿势，手臂自然下垂，其中指端在下肢所触及处为风市穴；两手虎口自然平直交叉，一手指压在另一手腕后高骨的上方，其食指尽端到达处取列缺穴等。此法是一种辅助取穴方法。

感知找穴法

身体感到异常，用手指压一压、捏一捏、摸一摸，如果有痛痒感或有硬结等，或和周围皮肤有温度差（如发凉、发烫），或皮肤出现黑痣、斑点，那么这个地方就是所要找的穴位。感觉疼痛的部位，或者按压时有酸、麻、胀、痛等感觉的部位，可以作为阿是穴治疗。阿是穴一般在病变部位附近，也可在距离病变部位较远的地方。

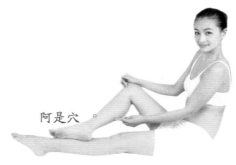
阿是穴

刮痧板与刮痧油的选取

对于经常刮痧的人来说，在选择工具上要下很多功夫。刮痧的工具是非常重要的，一般有两种工具，一种是刮痧板，另一种是刮痧油，两者缺一不可。工具关系着刮痧保健的直接效果，在进行刮痧时，有的人受不了刮痧的疼痛，而有的人觉得很舒服，这与刮痧工具有很大关系。

古代用汤勺、铜钱等作为刮痧的工具，用麻油、酒或水作为刮痧的介质，虽然取材方便，也能起到一些治疗作用，但是其本身没有任何治疗作用，已经很少应用。现今多选用有药物治疗作用并且没有副作用的工具，可以明显提高刮痧的治疗效果。在治疗时多用薄边刮拭，保健多用厚的一边，关节附近穴位和需要点穴的多用棱角刮拭。

刮痧板的选择

1. 美容刮痧玉板：美容刮痧玉板四个边形状均不同，其边角的弯曲弧度是根据面部不同部位的曲线设计的。短弧边适合刮拭额头，长弧边适合刮拭面颊，两角部适合刮拭下颌、鼻梁部位及眼周穴位。

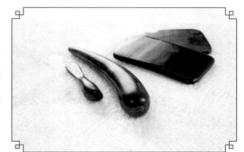

2. 全息经络刮痧板：全息经络刮痧板为长方形，边缘光滑，四角钝圆。刮板的长边用于刮拭人体平坦部位的全息穴区和经络穴位；一侧短边为对称的两个半圆角，其两角除适用于人体凹陷部位的刮拭外，还适合做脊椎部位及头部全息穴区的刮拭。

3. 多功能全息经络刮痧板梳：长边和两角部可以用来刮拭身体平坦部位和凹陷部位；另一边粗厚的梳齿便于梳理头部的经穴，既能施加一定的按压力，又不伤及头部皮肤。

刮痧板的材质

常用的刮痧板的主要材料有砭石与水牛角两种。

1. 砭石刮痧板：砭石质感非常细腻、柔和，摩擦皮肤时有很好的皮肤亲和力，受术者感觉非常舒服。砭石能促进新陈代谢，使新陈代谢产生的毒素和废物迅速排出体外；能降低血液的黏度，防止血栓的形成，能改善微循环；可以增强人体细胞的正常功能，使杀菌力与免疫力有所提高，能改善各种病菌引起的疾病。

2. 水牛角刮痧板：水牛角本身就是一种中药材，具有清热解毒、凉血、定惊、行气等功效，且对人体肌表无不良刺激。使用水牛角刮痧时，刮痧板与人体摩擦生热，可使水牛角中的蛋白轻微溶解，还可以起到滋润皮肤的作用。

刮痧油的选择

刮痧油是刮痧疗养必不可少的润滑剂，但不适用于面部，面部刮痧最好用美容刮痧乳。刮痧油和美容刮痧乳均含有药性平和的中药，对人体有益而无刺激及副作用。

1. 刮痧油：由具有清热解毒、活血化瘀、消炎镇痛作用的中药与渗透性强、润滑性好的植物油加工而成。刮痧时涂以刮痧油能减轻疼痛，加速病邪外排，还可保护皮肤。

2. 美容刮痧乳：美容刮痧乳具有清热解毒、活血化瘀、消炎镇痛、滋润皮肤、养颜消斑等功效。

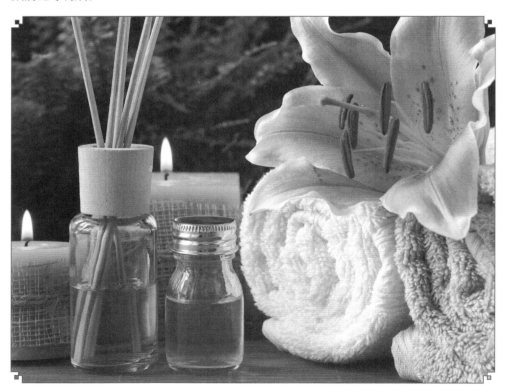

刮痧运板的方法

刮痧根据刮拭的角度、身体适用范围等，可以分为面刮法、角刮法、平刮法、推刮法、揉刮法、立刮法、点刮法等。

刮痧首先要学会正确的持板方法，否则刮痧时容易疲惫且效果不佳。刮痧板的长边应横靠在掌心，拇指和其他四指分别握住刮痧板的两边，刮痧时用掌心的部位向下按压。

面刮法

此法是刮痧最常用的、最基本的手法。手持刮痧板，向刮拭的方向倾斜30°～60°，以45°最为普遍。依据部位的需要，将刮痧板的1/2长边或全部长边接触皮肤，自上而下或从内到外均匀地向同一方向直线刮拭。

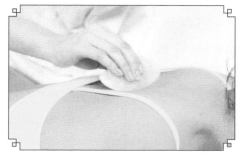

角刮法

使用刮板的角部在穴位处自上而下进行刮拭，刮板面与皮肤呈45°，适用于肩部、胸部等部位或穴位的刮痧。刮拭时不宜过于生硬，因为角刮法便于用力，所以要避免用力过猛而伤害皮肤。

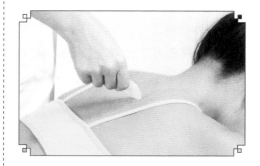

平刮法

手法与面刮法相似，只是刮痧板向刮拭的方向倾斜的角度小于15°，而且向下的渗透力也较大，刮拭速度缓慢。平刮法是诊断和刮拭疼痛区域的常用方法。

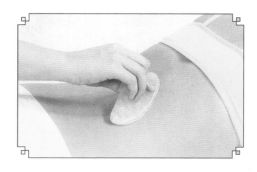

推刮法

推刮法的操作手法与面刮法大致相同，刮痧板向刮拭方向倾斜的角度小于45°，压力大于平刮法，速度也比平刮法慢一点，每次刮拭的长度要短。

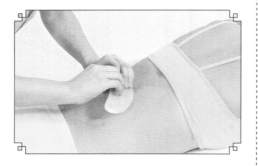

揉刮法

以刮痧板整个长边或一半长边接触皮肤，刮痧板与皮肤的夹角小于15°，均匀、缓慢、柔和地做弧形旋转刮拭。

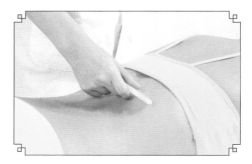

立刮法

刮痧板角部与刮拭部位呈90°，刮痧板始终不离皮肤，并施以一定的压力，在约1寸长的皮肤上做短间隔前后或左右的摩擦刮拭。这种刮拭方法主要用于头部穴位。

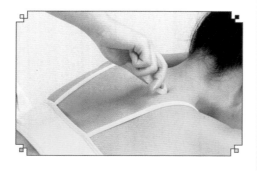

点刮法

将刮痧板角部与刮拭部位呈90°，向下按压，由轻到重，逐渐加力，片刻后快速抬起，使肌肉复原，多次反复。这种方法适用于无骨骼的软组织处和骨骼缝隙、凹陷部位，多用于实证的治疗。

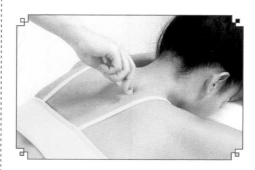

刮痧的补泻手法

刮痧的补泻手法是由压力的大小、刮拭时间的长短、刮拭的方向以及速度的快慢等多种因素决定的。一般认为，速度快、按压力大、刺激时间短为泻，速度慢、按压力小、刺激时间长为补，速度适中、按压力适中、时间介于补泄之间为平补平泻。

在刮痧的过程中，按压力的大小决定了刮痧的治疗作用，而速度的快慢决定了刮痧的舒适感。体虚、虚证及皮下脂肪少的部位，应用按压力小、速度慢的刮补手法；虚实夹杂以及亚健康的人，应用平补平泻的刮拭方法；体质比较好的，且肌肉丰厚的地方，应用按压力大、速度快的刮拭手法。

由此可知，刮拭手法只是其中一种因素，机体的状态与补泻的效果有直接的关系：当机体正气充足时，经气易于激发，刮拭补泻调节作用显著；而当机体正气不足时，经气不易激发，刮拭补泻调节作用缓慢。从刮痧过程中看，腧穴的特性也是其中一种因素：有些腧穴有强壮作用，如关元、足三里等，在刮拭的情况下可以起到补虚的作用；有些腧穴有泻实的作用，如肩井、曲池等，在刮拭的情况下可以起到泻实的作用。

还有中医经络的理论认为"顺经气而行则补，逆经气而行则泻"。在保健刮痧与一般病症治疗方面，不必拘泥于这一理论，其主要是以刮拭手法的速度以及力道进行补虚与泻实；但体质比较虚弱的虚证患者，可应用这一理论，按经气运行方向刮拭进行补泻。

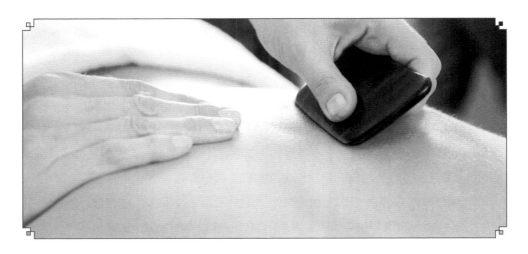

刮痧时的操作要领与步骤

刮痧的时候要注意刮痧要领和技巧。以下介绍的刮痧要领和步骤在具体的刮痧治疗过程中非常实用。

手握刮痧板法

握持刮痧板时，应根据刮痧板的形状与大小，采用便于操作的握板方法，通常有单手握板法与双手握板法。单手握板是将刮痧板放置在一手的掌心，一侧由拇指固定，另一侧由食指与中指固定，或拇指以外的其余四指固定；双手握板是在单手握板的基础上，放上另一只手作为辅手。

刮痧时的角度与用力方法

刮痧时应用指力与腕力，刮拭时力道要由轻到重，逐渐增强地进行刮拭，以受术者能承受为度。刮痧板的运行方向与皮肤表面的夹角一般为30°～60°，以45°角应用的最多。这个角度可以减轻刮痧过程中的疼痛，增加舒适感。要避免使用刮痧板的运行方向与皮肤之间夹角为钝角的铲削法。

刮痧的时间

在临床应用中，局部刮痧的时间每次一般为10~20分钟，全身刮痧一般为20~30分钟。到下一次刮痧的间隔时间一般为一周左右，或是皮肤上的痧痕痧象消退且按压无痛感即可。

刮痧的操作顺序与方向

在刮痧的过程中，一般先头面后手足，先背腰后胸腹，先上肢后下肢，先外侧面后内侧面，按照这样的顺序逐步刮痧。所以当进行全身刮痧时，先俯卧位刮拭头→颈→肩→背腰→下肢的后侧，然后仰卧位刮拭上肢→胸腹→下肢前面。

刮痧的方向一般是由上向下、由内向外、由肢体近端到肢体远端，进行单方向的刮拭。特殊的部位，如头部采用梳头式的刮法，百会穴用四周放射式刮法，面部由下向上刮拭。

辨别痧痕痧象，预知病情轻重

刮痧治疗半小时左右，皮肤表面的痧会逐渐融合成片，深层的包块样痧逐渐消失，并逐渐由深部向体表扩散，而深部结节状痧消退比较缓慢。不论是哪一种痧，在刮拭12小时之后，皮肤的颜色均成青紫色或青黑色等颜色变化，这种变化反应就是"痧象"，也可称为"痧痕"。

刮痧后，皮肤毛孔微张，局部皮肤有热感，少数人自觉有寒凉之气排出，有的部位会出现颜色不同的痧象，有时候会在皮肤下深层部位触及大小不一的包块状痧。这些都是属于刮痧后的正常痧象，这些痧象都给你发出了身体不健康的信号。

刮出的痧一般5～7日即可消退。痧消退的时间与出痧的部位、痧的颜色和深浅（即疾病的病位、病性）有密切关系，胸背部、上肢、皮肤表面、颜色比较浅的痧消退较快，下肢、腹部、颜色深以及皮肤深部的痧消退得比较缓慢。阴经所出的痧一般比阳经消失缓慢，一般会延迟2周左右。

痧象的出现是一种正常的生理反应，一般有下面几种情况：

（1）刮拭后，未出现明显的痧象或只有少量红点，这表明受术者无病。

（2）痧象鲜红呈玫瑰色、大面积，表明受术者体内血热或体内蕴热。

（3）痧象鲜红并伴有痛痒，表明受术者体内有风热。

（4）痧象色暗或发紫，表明受术者体内气血瘀滞。

（5）痧象发黑或呈黑紫色，天气寒冷时肌肤疼痛，表明体内多血瘀或风寒。

（6）痧象在皮肤上出现不久，有少量液体分泌，表明受术者体内有湿热。

（7）在刮痧过程中，痧象由深转淡、由暗转红，斑块由片变点，表明病情转轻。

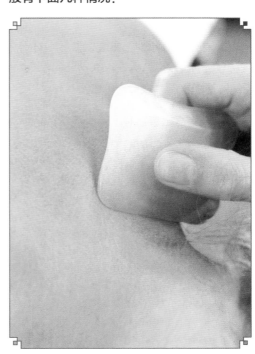

刮痧治疗的注意事项

刮痧治病时，皮肤局部毛孔开泄，会出现不同形色的痧，病邪、病气随之外排，同时人体正气也会有少量消耗。所以，刮痧的时候要注意一些小的细节，从细节处保护好身体免受伤害。

室内环境： 刮痧室内应保持整洁的卫生，定期消毒使用的刮痧床、椅以及刮痧使用的器材，要给受术者一个舒适、清洁、有序的刮痧环境。刮痧时室内温度要保持在25℃左右，也可根据季节的情况或者受术者自身情况进行调节。当刮痧进行时，应关闭门窗，避免受术者受风；室内空调等制冷物品要关闭，避免风直吹受术者。刮痧时皮肤毛孔处于开放状态，如遇风寒之邪，邪气会直接进入体内，不但影响刮痧的疗效，还会引发新的疾病。

刮完痧后要喝一杯热水： 刮痧使毛孔开放，邪气排出，会消耗部分体内津液，所以刮痧后应喝一杯热水，补充水分之余，还可促进新陈代谢。

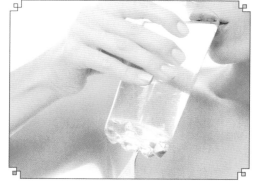

刮痧结束 3 小时内不要洗澡： 刮痧后毛孔都是张开的，所以要等毛孔闭合后再洗澡，以避免风寒之邪侵入体内。

不要强求出痧： 对于一些不易出痧的受术者，不可强求出痧，以免造成肌肤及皮下组织的损伤。一般情况下，实证、热证比虚证、寒症容易出痧，肥胖者与肌肉丰满发达者不易出痧，阳经比阴经容易出痧等。出痧的多少与治疗效果不完全成正比。

晕刮的治疗： 应立即停止施刮，保持室内空气的流通，帮助受术者平卧，注意保暖，饮用一杯温水或糖水。严重的情况下可用刮痧板按压人中穴，力道宜轻。可在百会以及涌泉穴稍微刮拭，待有所好转，可在内关或足三里刮拭即可缓解。若晕刮仍然不解者，应立即采取急救措施或将其送往医院。

刮痧的适应证与禁忌证

刮痧对内科、外科、皮肤科、妇科、儿科、五官科、骨科等疾病都有效。刮痧对于疼痛性疾病、脏腑神经失调的病症具有显著的疗效，但对于危重患者和比较复杂的疾病，应该采用药物和其他手段来治疗。刮痧疗法是一种操作方便、安全性很强的疗法，但仍然有需要注意的事项，有些疾病不能使用刮痧治疗，施术者需要掌握，以避免对受术者造成伤害。

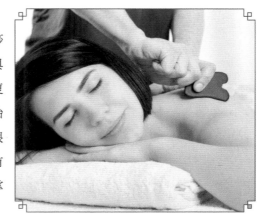

刮痧的适应证

1. 外感疾病：感冒、发热、中暑、咳嗽等。

2. 疼痛性疾病：头痛、牙痛、各种神经痛、腰痛、腿痛、颈痛、肩痛等。

3. 肠胃疾病：腹痛、呕吐、伤食、疳积、腹泻、胃脘疼痛等。

4. 骨伤科疾病：落枕、肩周炎、腰肌劳损、肌肉惊挛、风湿性关节炎等。

5. 妇科疾病：痛经、闭经、月经不调、带下、乳腺增生等。

刮痧的禁忌证

1. 严重心脑血管疾病患者急性期、肝肾功能不全者禁止刮拭。体内有恶性肿瘤的部位，应避开肿瘤部位而在其周边刮拭。

2. 有出血倾向的病症患者禁止刮痧，如严重贫血、糖尿病晚期、白血病等。

3. 女性在怀孕期间、月经期间禁止刮拭腹部、腰骶部。小儿囟门未闭者禁刮。

4. 韧带、肌腱急性扭伤及外科手术疤痕处，均应在 3 个月之后方可进行刮痧。

5. 感染性皮肤病患者及皮肤破溃处、严重下肢静脉曲张局部禁止刮拭。

6. 过饥过饱、过度疲劳、醉酒者，都不宜大面积地进行刮痧。

7. 人的眼睛、口唇、舌体、耳孔、鼻孔、肚脐、前后二阴等部位禁止刮痧。

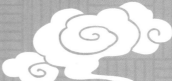

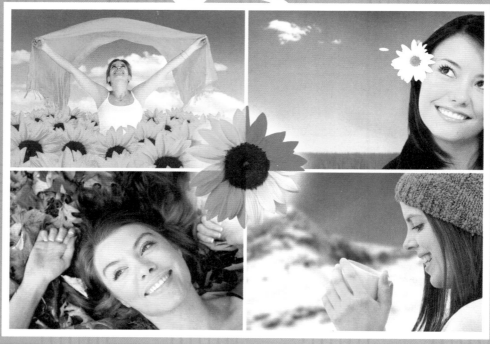

第二章

（刮）（痧）治疗要顺势而行

中医学讲究人与自然相互统一，通过对四季与时辰的了解，可以更好地运用到刮痧治疗当中。流注于经脉的气血有盛有衰，把每天分为十二时辰，一个时辰分配一经。按照这个时间表来进行刮痧保养，将事半功倍。

人体不同部位的刮痧法

刮刮头部助血循环

头部刮痧可用具有活血润养功效的天然牛角制成的刮痧板，头部有头发覆盖，所以不必涂刮痧油。通常情况下，取坐位，头部摆正，两肩自然下垂，头发上不要有任何头饰，要检查头皮无破损、疮疡、包块等。

刮痧的部位与刮拭方法	
1. 刮头顶	刮拭头顶一般以百会穴为中心，向周围放散式的刮法刮拭整个头部，每个方向刮拭 10~20 次
2. 刮头两侧	刮头两侧时，一手扶着头的一侧，另一手握着刮痧板刮拭头的另一侧，以头维至下鬓角处，沿着耳上发际的胆经循行方向刮向风池穴处，力道由轻到重再到轻。刮拭 15~20 次
3. 刮头顶、督脉、膀胱经脉	用一手扶持受术者的头，另一手握刮痧板，以百会为界，从百会沿着督脉向前额方向刮拭 10~20 次；然后以前正中线为平行，刮拭两侧 10~20 次。力量以受刮者能忍受为度
4. 刮后头部	刮后头部，在风池穴处可用刮痧板角部进行刮拭，以有酸胀感为度
5. 刮拭太阳穴	刮太阳穴时，一手扶着头部，另一手握着刮痧板，用刮痧板角部在一侧太阳穴上进行按揉，顺、逆时针各 5~10 次。速度缓慢，力道适中，以有酸胀感为宜

刮头部的好处

头为诸阳之会、精明之府、百脉之宗，"百会穴通天气，一穴通全身"。通过刺激百会穴，对于机体阴阳平衡起着重要的作用，可以促进头部血液循环，消除疲劳，消除头痛，改善大脑的供血，还有利于改善头发干燥、脱发的现象。

刮刮颈部轻松舒适

颈部容易受寒，若是长时间保持一个姿势会感到脖子酸疼。对于外伤后引起的颈部疼痛，看情况拍 X 线片，以明确诊断。若是有颈部骨折、脱位等，禁止对颈部刮痧。我们对颈部刮痧时，尽量采用低头坐位。若是坐位有困难的患者，也可用俯卧位。

刮痧的部位与刮拭方法	
1. 刮颈正中线	颈正中线主要就是沿着督脉从风府经过大椎穴直至第一胸椎棘突下的陶道穴，刮拭 10~20 次。若是棘突明显者，可用刮痧板棱角点压按揉椎间隙，从上到下，每个椎间隙按揉 3~5 次。以局部有酸胀感为宜
2. 刮颈椎两侧	刮颈椎两侧就相当于刮颈椎上的膀胱经，位置从天柱穴刮至风门穴，手法由轻到重，每侧刮 20~30 次。以局部有痧痕或局部发热为宜
3. 刮颈部外侧	相当于膀胱经的外侧的胆经，由风池经过肩井穴直至肩端。这段可以分成两段刮，一段从风池到肩井穴，一段经肩井穴刮至肩峰，每侧 20~30 次。以局部有痧痕或局部发热为宜

刮刮腰背强肾壮腰

对背部的刮痧最为常用，也是十分重要的保健方法。背部的刮痧范围是以脊柱为中心，左右延伸至 3 寸进行的。五脏六腑都是由经络连接在脊柱上的，不同的脏腑有不同的区段，背部的刮痧是对脏腑进行保健治疗的途径。通过对背部的刮痧，我们还可以根据出痧的情况，对五脏六腑的健康做一个判断。

刮痧的部位与刮拭方法	
1. 刮背部正中线	因为路线比较长，最好分为三段刮，刮痧板身与皮肤角度为45°，由上自下地刮，至出痧为宜。若是棘突明显者，可用刮痧板棱角点压按揉椎间隙，从上到下，每个椎间隙按揉 3~5 次。以局部有酸胀感为宜
2. 刮两侧肩甲缝	用刮痧板的角端刮肩甲缝，也要横刮双侧的肩甲，至出痧为宜
3. 刮两侧膀胱经	后背一侧有两条膀胱经，先刮外膀胱经，再刮内膀胱经。膀胱经很容易出痧，基本上几下就出痧了，视个人情况而刮，切忌刮破皮。在刮拭内膀胱经的时候，连着夹脊一起刮

刮刮胸部宽胸理气

胸部的刮痧在传统刮痧当中应用得比较少，但胸部刮痧可以自己进行，所以在运用方面还是很方便的。其主要是刮拭有肋骨的区域，一般用仰卧位或仰靠坐位。胸部刮痧除了中线任脉是自上而下的刮拭，其余的部位都是横向刮拭，胸部的乳头区域禁止刮拭。经常刮拭胸部，可以改善呼吸系统功能，增强体质。

刮痧的部位与刮拭方法	
1. 刮胸部正中线	刮正中线任脉采用单角刮痧法，用刮痧板的一个角由上到下地刮拭胸骨部位，速度要慢，力道要轻，不可强行出痧，刮拭10~20次。可重点刮膻中穴
2. 刮胸部两侧	刮两侧时，采用刮痧板的薄面，横向从内向外，顺着肋骨的方向进行刮拭。刮痧板与皮肤的角度要小，速度要慢，同时注意避开乳头，先刮左面，后刮右面。每一肋间刮拭10~20次

刮刮腹部调和肠胃

现代中，很多人都很热衷于减肥，特别是腹部的肥肉。有句话说"腰带长寿命短"，由于腰腹部穿行的经脉特别多，且为人体的中暑枢纽部位，若是过于肥胖，肚子很大，腹部脂肪很多，就会对穿行于腹部的经脉产生压迫，使得经脉的气血运行阻力加大，容易产生瘀滞。

刮痧的部位与刮拭方法	
1. 刮腹部正中线	刮正中线要注意绕开肚脐，应由上向下，先刮上、中、下三脘，重点刮中脘，脐下应从气海刮至中极。主要用角刮法，刮拭10~30次。用力应逐渐加强后减弱，动作协调柔和
2. 刮腹部第一侧线	第一侧线相当于肾经循行线上，从上往下，由幽门至横骨，主要采用角刮法，刮拭10~30次
3. 刮腹部第二侧线	第二侧线为胃经循行线上，从上往下刮拭，用力应逐渐加强后减弱，动作协调柔和，以患者不感到疼痛为宜，刮拭10~30次
4. 刮腹部第三侧线	第三侧线为脾经循行线上，从上往下，主要用角刮法刮拭，刮拭10~30次，以皮肤红润为度

刮刮四肢灵活舒适

上肢总共有六条经脉，下肢也有六条经脉，分别连接人体的五脏六腑。中医认为，人体的四肢是与五脏紧密相连的，若是脏腑出现问题，在四肢关节上也会有所体现，所以刮拭四肢关节可以起到调节脏腑的作用。

刮痧的部位与刮拭方法	
1. 刮上肢外侧	上肢外侧为手三阳经，取三经循行的区域，用刮痧板由上自下进行刮拭，每个部位刮拭10~20次为宜，不可强求出痧。在合谷、外关等重要腧穴用刮板角端进行点揉
2. 刮上肢内侧	内侧为手三阴经，同样取其循行的区域，用刮痧板由上自下进行刮拭，每个部位刮拭20~30次为宜，不可强求出痧。在内关、神门等重要腧穴用刮板角端进行点揉
3. 刮下肢后侧	下肢后侧主要刮膀胱经，以膝关节为界，分上下两段进行。用刮痧板由上到下进行刮拭，刮10~20次为宜，力道以能承受为度。可用刮痧板尖端点揉环跳穴、承扶穴、承山穴等，在委中穴处可用拍痧的手法进行
4. 刮下肢外侧	大腿外侧主要刮胆经，小腿外侧主要是胃经。同样分为两部分刮拭，方向由上到下，刮拭20次左右
5. 刮下肢内侧	下肢内侧主要是足三条阴经，同样是分成两个部分来进行刮拭，取三条阴经循行的区域由上到下刮，每部分10~20次。在血海、三阴交等穴用尖端压揉

刮四肢的好处

四肢刮痧主治全身病症。刮拭四肢经脉能疏通经络，调和气血，可促进血液循环，有效预防疾病，并能清除体内毒素，起到防患未然的作用。睡前刮拭足底可以缓解疲劳，增强身体免疫力，对身体有整体调控作用。

刮痧疗法四季分明

春季调达气血

春季是一年中的第一个季节，天气渐暖，动物解除冬眠，植物生长发芽，人们渐渐丢掉厚重的衣服，室外活动变多，新陈代谢旺盛。中医认为天人相应，人体内的气血运行于各个脏腑的功能活动也会受到自然界的气候变化的影响，不同的季节会影响与之关系密切的脏腑，春季所对应的脏腑是肝。

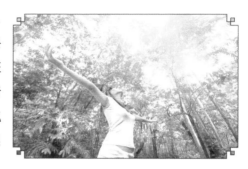

　　肝是储藏血液、调节血量的重要脏器，又主管情志，可调畅全身的气机，情志的好与坏都与之相连。春天万物复苏，生机萌发，人的阳气上升，肝胆之气发散，食欲增加会让肠胃积内热而往上导致肺胃热，出现春燥的情况，所以说春季是刮痧的最佳季节。从中医上讲，肝五行属木，"肝开窍于目，其华在爪"，则春季刮痧可舒肝明目。

春季刮痧要点

　　刮眼睛周围： 大部分人都做过眼保健操，也比较熟悉眼周围的几个重要穴位。在眼周围刮痧要以手代之，以内眦和外眦作为起点和终点，分上下两段刮，能改善眼部的气血循环，解除眼睛疲劳、干涩等症状。

　　刮头部： 用水牛角刮痧板以梳头的方式刮拭头顶部、侧头部，用单角刮拭头部重要穴位，如百会、风池等。刮头部最好在早晨或者疲劳的时候刮，不要在睡前刮。

　　刮背部： 用角刮法刮拭肝胆对应的区域，重点刮拭肝俞、胆俞、魂门等穴。

　　刮胸胁部： 由上而下地刮拭膻中穴，然后沿着胁肋的走向，刮肝胆在体表的投影区域，有宽胸理气、疏肝利胆的作用，重点刮拭膻中、期门等穴。

　　刮四肢： 很多人有手脚冰凉的现象，建议先用刮痧板刮拭手掌，手掌发热后用刮痧板上的凹槽刮拭手指的四面，从根部到指尖，每个方向刮 5~10 次，能行气通络。同理可运用于刮拭双脚。

夏季养心健脾

夏季人体阳气生发，正是治病祛寒的好时机。夏季养阳就是培养人体一种蓬勃向外发散的状态，因此我们应该和自然界的气候变化相应。夏天应适当晚睡早起，积极参加户外活动。不要为了躲避炎热而整天待在空调房里。通过户外活动的锻炼可提高身体对暑热的耐受性，并使得阳气得以宣发。

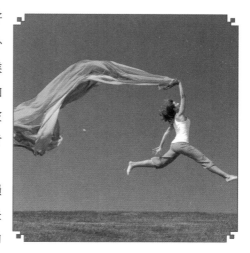

夏属火，与心相应，火热之邪最容易损伤心。若心神失养，则易出现心神不安、失眠等症，所以在炎热的夏季，应重视心神的调养。中医说"汗为心之液"，暑热易伤气，流汗过多不仅会损伤心气，还会导致出现心阴虚，所以我们在进行户外活动时，要注意避开烈日炽热的时候，午饭过后应午睡休息，以缓解疲劳。

夏天最后一个月我们称之为"长夏"，长夏主湿，与五脏中的脾相呼应。这个季节天气闷热，空气湿度很大，人容易感受湿邪，而脾喜燥恶湿，很多时候会有不想吃饭、便溏的现象。可以根据自己的喜好适当吃些辣椒以增加食欲，也能抵抗湿对脾的侵扰。不要贪吃过多冷饮，长夏湿热本就容易伤及脾阳，如果过食冷饮，容易出现吐、泻等肠胃疾病。

夏季刮痧前后要多饮水，这个季节刮痧较为容易出痧，刮痧时间不宜过长，延长两次刮痧的时间。刮痧后不要贪凉跑去吹风，要避免在空气对流处与空调口处直吹。

夏季刮痧要点

刮背部：刮背部的膀胱经，逐点刮拭心俞穴、脾俞穴、意舍穴、胃俞穴等，然后刮拭天宗穴，至出痧为宜。

刮胸肋部：自上而下刮拭膻中部位，沿着肋骨的走向横刮心在体表的投影区，以宁心安神。

刮四肢：沿着心经在小臂上的走向刮拭，刮拭小腿内侧的脾经，然后可用单角刮拭涌泉穴。

秋季养肺润燥

秋季，即从立秋之日起到立冬之日。大多数人都是选择在夏季刮痧，而刮痧保健也随着夏季的过去渐渐被人遗忘，但是中医认为，秋季的人体功能正是处于收的状态。这时候如果刮痧，更能将体内的垃圾废物排出体外，所以秋季也适合刮痧。由于夏季的炎热，大多数人都喜爱喝冷饮，以及长期处在空调室内，一个夏天下来，人体内聚集了较多的寒气。到了秋天，可能表现为腰部冰凉，并且随着气温的下降，尽管也增加衣服，但还是觉得寒冷不堪。在秋季刮痧，主要的目的就是驱寒。

秋季与肺脏相呼应，肺为娇脏，无论是初秋的温燥，还是深秋的凉燥，都易伤及肺而导致疾病发生，在调理肺方面以滋阴润肺为主，并根据天气情况与个人体质情况选择治疗方案。秋季气候由热转凉，阳气渐收，阴气渐长，是"阳消阴长"的过渡阶段，也是万物成熟收获的季节。"秋冬养阴"是秋季的养生原则，指秋冬宜养藏气，避免耗精伤阴，从而适应自然界阴气渐旺的规律，为来年阳气生发打下基础。

在秋季刮痧的时间不宜超过 30 分钟，宜用补法或平补平泻法刮拭，不宜使用泻法。

秋季刮痧要点

刮背部：以单角刮法重点刮拭双侧肺俞穴、脾俞穴以及胃俞穴区域，以出痧为宜。

刮胸胁部：用单角刮拭两边的中府穴区域，从上到下刮拭膻中穴，然后从内向外沿着肋骨的走向刮拭肺在体表的投影区。

刮上肢：上肢主要刮肺经，可重点刮拭尺泽、少商等重要穴位。

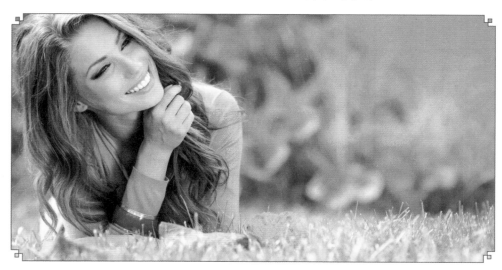

冬季护卫肾阳

冬季时，人体的阳气也随着自然界的转化而潜藏于内，冬季养生应顺应自然界闭藏的规律，护卫肾阳，抵御寒冷。这时候我们发现很多体质比较弱的人，通常都会有手脚冰凉的症状，这就是阳气不足所导致，也就是我们常常说的"火力不足"。

与冬季相应的脏器是肾，中医说肾为先天之本，是生命之源，有藏精主水、主骨生髓的能力。肾气充盈则精力充沛、筋骨强壮，肾气亏损则阳气虚弱、腰膝酸软，易患疾病。冬季肾的功能正常，就可调节适应气候的变化。养肾不仅能助阳御寒，更能防老长寿。

冬天一到，生病的人明显增加，感冒的人很多，最明显的症状就是流鼻涕。刮痧作为我国传统的一种治疗手段，和推拿、针灸一样有着非常好的疗效。冬天在身上刮一刮，不仅能排出体内的"毒气"，还可以舒筋活络，提高身体免疫力。

在冬季刮痧时，不要强求出痧，以皮肤温热为度。刮痧室的室温应在18℃以上，在补泻方面跟秋季一样，不可使用泻法。

冬季刮痧要点

刮头部： "头为诸阳之会"，可以振奋阳气。刮痧时以头顶部的百会穴为中心，向四周刮拭，至头皮有温热感为度。

刮背部： 刮背部的心与肾对应的区域，督脉与膀胱经上的心俞、厥阴俞、肾俞、志室等区域。

刮四肢： 重点刮拭下肢的经络，用拍痧法拍打腘窝，刮拭手掌与脚掌，用角部压揉手掌的劳宫穴与足底的涌泉穴。

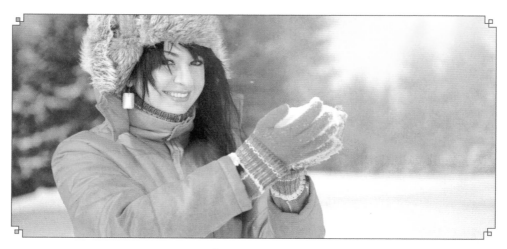

刮痧与时辰对应，养经通络

众所周知，人体有十二条正经，而古人把一天分成 12 个时辰，刚好与之对应。这不是巧合，中医主张"天人合一"，认为人是大自然的组成部分，人的生活习惯应该符合自然规律。古代医学家们经过研究发现，人体的气血正是按着十二时辰的消长规律流注于经脉之中，同时人的脏腑在十二个时辰中也会发生相应变化，环环相扣，十分有序。

子时：养好胆经精神好

胆经是人体循行路线最长的一条经脉，起于人体的外眼角，沿着头部两侧，顺着人体的侧面向下入缺盆，后再向下，行至足趾的第 4、5 趾，几乎贯穿全身。

在子午流注的时辰表里，胆经是子时当值，也就是夜里 11 点钟到凌晨 1 点钟这段时间。人们往往都会强调在晚上 11 点之前上床睡觉，但是能做到的人却寥寥无几。主要是人们还没认识到，这时候不睡觉对身体的危害究竟有多大。

现在很多人都知道养生的重点是养肝，肝胆相表里。春季是万物生长、阳气生发的季节，而胆气与春季相呼应，只有胆气完全生发出来，阳气才能紧跟着逐渐养上来。阳气又被称为"卫气"，即保护人体的卫士。阳气不足时，表现在脏腑上会有肾阳虚、脾阳虚的症状，身体气血运行不畅，对食物的消化、吸收也不够，就会产生很多疾病。所以养胆非常关键，首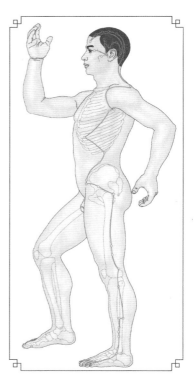先得会睡觉，子时睡好，胆气刺激阳气逐渐上升，很多问题都能迎刃而解。经常熬夜的人极其易得胆囊相关的疾病，如胆囊炎症、胆结石、胆绞痛、右下腹胀等。

我们知道，胆经的循行路线从头到脚，起始点在沿头半侧左右侧。用指腹来回刮头，或者头臂高高举起往后一仰，拉伸浑身胆经，胆经一旦振奋，人就可以变得有精神。有时候人感觉疲惫或者困倦了，伸伸懒腰，就感觉精神来了，就是把胆经拉开了。

丑时：保护肝经气血畅

足厥阴肝经上一侧有 14 个穴位，从足大拇趾的内侧趾甲缘，向上经过足跟，沿着腿的内侧向上绕过生殖器，行至胸腹部。虽然本经的循行路线不长，而且穴位也不多，但是作用很多。我们一般称肝为"将军之官"，就是说肝是护卫我们身体的"大将军"。

从子午流注里的时辰表上来看，丑时（凌晨 1 点到凌晨 3 点）是我们肝经"值班"的时辰，是修复肝经最好的时段。中医说肝具有贮藏血液与调节血量的功能，人体内各部分的血液常随着不同的生理情况而改变其血量。例如，我们的思维和行动都要靠肝血的支持，废旧的血液需要淘汰，新鲜的血液需要产生，这种代谢通常需要在肝气血最旺盛的时辰完成，而且这时候是人体阴气下降、阳气上升的时候。所以，我们要配合肝经的工作，好好休息，让自己进入深睡眠的状态，这样能使肝气畅通，让人体的生机生发起来。

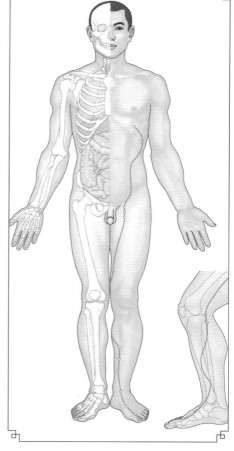

在现实生活中，特别是周末的时候，很多人喜欢看电视到特别晚，甚至半夜一两点都不睡觉，这种行为很伤肝血。《黄帝内经》有云"久视伤血"，而肝开窍于目，长时间看电视、读报纸、看书等，不配合休息与身体活动，或是没有经过睡眠的调节，久而久之，就会出现肝血虚的症状。

当肝经出现问题时，人体会表现出腹泻、呕吐、面色没有光泽，而且经常会有失眠的现象。如果要保养肝经，最好的时辰就是在肝经当令的时候，此时肝经的气血最为旺盛，但是我们也不可能在丑时起来给肝经进行刮痧。对于这个问题也有很好的解决办法，因为心包经与肝经属于同名经，所以我们可以在晚上 7 点到晚上 9 点的时辰里用拍痧的手法对心包经进行拍打，也能起到刺激肝经的作用。

寅时：娇生惯养肺经疗

手太阴肺经起于胃部，向下联络大肠，沿着胃口向上，穿过膈肌，属于肺脏，然后从肺系穿过腋下，行走于上臂的内侧，向下沿着前臂的桡侧穿过手腕部，终止于手拇指的指端。

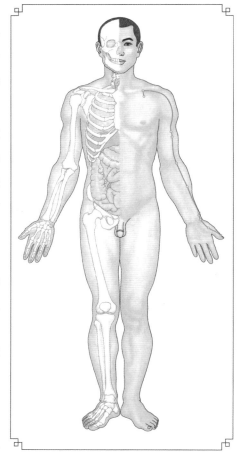

寅时（凌晨3点至凌晨5点）是肺经"值班"的时间。有些人吃完饭后没什么事，9点就上床睡觉，表面看起来早睡早起能养生保健，事实上则不然。9点睡的人很多正常睡眠时间在6小时左右，经常凌晨3点醒来，寅时经常醒是非常严重的症状。

在中医学中，肺经是非常重要的，人体各个脏腑的盛衰情况必然会在我们的肺经上有所体现。十二经络是从肺经开始的，正月也是从寅时开始的，这告诉我们一年当中真正的开始是从寅时开始。《素问·经脉别论》说："脉气流经，经气归于肺，肺朝百脉，输精于皮毛。"血液的运行要依赖气的推动，肺主气，司呼吸，可以调整全身的气机。寅时是肺经最旺盛的时段，此时有助于肺气调节和输布血液运行全身。肺主志节，气血重新分配由肺完成，此时为深度睡眠之时，只有在深度睡眠中才能完成此分配。

有人说肺是人体最娇贵的脏器，当外感邪气侵犯人体的时候，肺是首当其冲的。在凌晨3点时，肺经当令，开始输布全身气血；而此时是后半夜，寒湿之气侵入人体，容易导致经脉受阻、气血不通畅，会发生腹部疼痛、腹泻、呕吐、不想饮食等症状。

而如果我们经常在这时候醒怎么办呢？中医常说"津血同源"，这时候可以先喝杯温水，躺床上闭目静心，用舌头在口腔内舔摩内侧牙龈，从左至右，由上自下，这样画圈9次，然后以同样的顺序舔摩外侧牙龈。此法可固齿、健脾胃、祛病。

卯时：大肠经通则肠道通

手阳明大肠经起于手食指桡侧的顶端，经过手腕，沿着前臂的桡侧行至肘的外侧，再沿着上臂上行，经过肩部进入缺盆当中，连络肺脏，然后向下通过膈肌，属于大肠。有一条支脉通过面颊，进入下齿，回过来夹扣唇的两旁，在人中之处左右交叉，上夹鼻孔的两旁，也就是迎香穴。

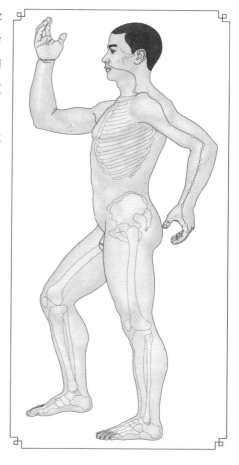

在子午流注的时辰表里，大肠经是在卯时（早上5点至7点）当令，此时的气血运行到达大肠经，大肠经开始兴奋。大肠的主要功能就是排泄消化吸收后的食物残渣、多余的水分等形成的粪便。大肠经在子午流注中还被称为"魔鬼时间"，这个时间点是多种疾病的高发时间以及多种疾病的致死时间，所以这个点尤为关键和重要。卯时在《黄帝内经》当中的术语曰"天门开"，也就是门一开太阳照射下来的时间。"天门开，地户开"，在这个时辰里，大肠的蠕动是一天当中最快的时候，推动大便往下走的速度也是最快的，所以很快会有便意。有些人可能没有便意，但是也可以在马桶上坐坐，久而久之，就会形成一种条件反射，在这个时候就会形成排便的欲望。如果没有养成排便的习惯的话，久了就可能会出现便秘，肚子里的食物残渣不能及时排出，体内的垃圾、毒素也不能及时排出，堆积在体内，可能导致肥胖，脸上会出现黄褐斑、雀斑或痤疮等。

所以，我们可以经常刺激大肠经，使其气血保持畅通，这样大肠的功能正常，排便正常，才能清除体内毒素、垃圾。我们可以用拍痧的手法对大肠经进行拍打，每只手五六分钟，力道不宜太重，以经络微微发红发热为度。拍大肠经最好的时间就是卯时，若是没有早起的习惯，可以延后两小时进行。还可用刮痧板对鼻翼两旁轻轻刮拭。

辰时：通胃经而护胃气

足阳明胃经是人体经络分支最多的一条经络，有两条主线和四条支线，主要分布在头面、胸部、腹部以及腿外侧靠前的部分。起于鼻旁，往上在目内眦交于足太阳膀胱经，往下在足大拇趾交于足太阴脾经。

胃经在辰时当令，也就是早上 7 点至 9 点，度过了"魔鬼时间"，就要进入大补的时间。在这个时间段，人们都非常忙碌，赶着上班、上学的很多，但是不管有多忙，都要食用早餐，而且早餐最好的食用时间段也是这个时候。因为在这个时间段，太阳升起了，天地之间的阳气占了主导的地位。人体也是一样，处于阳盛阴衰的时候，所以在此时吃早餐，最能提升胃气。金代名医李杲《脾胃论》提出"人以胃气为本"，就是强调胃气在人体生命活动中的重要作用。

辰时是胃经当令，因为这是一天当中所有营养来源最为充分的时候，支配一天 24 小时的营养都在辰时这个阶段。若是这个时间段不饮食，很多人会出现一整天没力气、没精神、思维能力下降。因为在早上吃完饭，胃经当令后，接下来就是脾运化的时候，脾会把所有物质转化为人体所需的营养物质，再把营养物质输送到所有组织器官。若是不吃早饭，胃在这时会分泌胃酸，若无食物消化，胃酸就会腐蚀人体的胃壁，久之可能会造成溃疡的发生。所以按时吃早餐是必要的，而且要吃热食。

从养生角度出发，我们可以在早上起来后先喝一杯温水，然后用刮痧板在头部进行刮拭，以梳头发的力度为宜，梳理 100 次左右，有醒脑明目的作用。食用早饭后，可轻微地按摩腹部，加快胃肠蠕动速度，帮助消化。

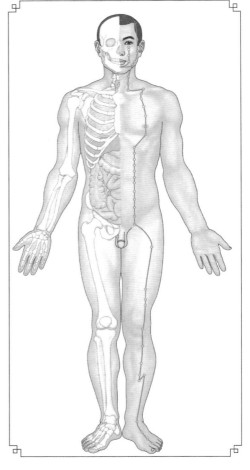

巳时：补脾经平衡阴阳

"脾主运化，脾统血"，脾为气血生化之源，与胃统称为"后天之本"，是消化、吸收、排泄的总调度，又是人体血液的统领。脾经的循行路线是从脚大拇趾末端开始，沿着大拇趾内侧脚背与脚掌的分界线行走，从内踝的前缘上行，进入腹部，通过腹部、胸部、夹食管旁，连舌根，散舌下。

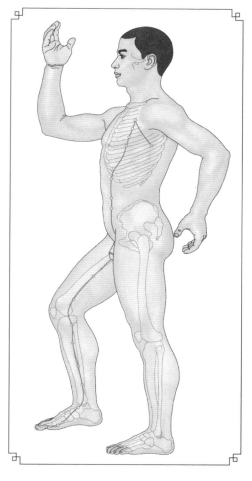

巳时（上午9点至11点）脾经当令，而脾主运化，早晨所食用的食物在这个时辰开始运化。很多人早上不爱吃，中午吃得饱，晚上吃得撑，在不该运化的时候强迫脾胃来调节，久而久之脾运化能力下降。而在胃经当令的时候吃早餐，紧接着脾经当令开始尽职尽责帮助运化，既运化水谷和水液，能把摄入食物很好运化，也能把喝下去的水运化。所以不用害怕早上吃的多容易肥胖，反而是早上吃的越多吸收越好，人不会出现肥胖，因为这时候脾在拼命干活。若是有得糖尿病的朋友，一般都是因为脾不好，脾运化不好，就不能把食物当中的糖分有效吸收，把多余的糖代谢掉，久而久之代谢不掉的营养和糖分必会进入血液而发病。有些重症肌无力的患者，或者年轻时是大三角眼，老了以后就成了小三角眼的人，都是脾虚弱的表现。

当治疗脾病时，最好的时段就是在巳时脾经当令之时，这时人体处于阳气上升的时期，在这个点疏通脾经可以很好地平衡体内阴阳。在这个时候不宜大声说话，容易耗气。在保养方面可以叩齿咽津数十口；用刮痧板刮拭太白、三阴交、阴陵泉、血海等穴位，或用刮痧板尖端点按以上腧穴。

午时：养护心经精神足

心经起于心中，向下通过膈肌与小肠相连络。分出一条分支上行于食管旁，联系眼球的周围组织；另一条支脉出腋窝后沿着手臂的内侧行走，最终止于小指指甲的内侧末端。

在古代的计时方法当中，我们最常听到的就是子时和午时。子时是 23 点到凌晨 1 点，是一天的开始，也是一天中阳气初生的时候。此时气生发的感觉很明显，也是好多武侠小说中练功之人认为不可错过的练功好时机。午时是中午 11 点到 13 点，对应的是八卦中的乾卦，是一天中阳气最盛的时候，也是人体气血阴阳交替转换的一个临界点。这时我们可以观察到一个明显的现象，就是到了午时，手上的血管明显要涨满和隆起很多，午时前和午时后又慢慢地消退一些。

明清时期名医陈士铎认为，"心经有热则咽干，心经有邪则胁痛、手臂痛、掌中热，心脉痹阻则心痛"。心经与心紧密

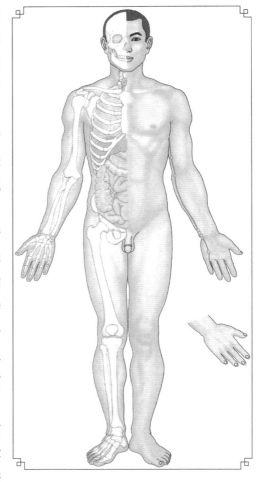

相连，养护心经是生死攸关的大事。午时养心经，最好的方法就是睡觉了。午睡对消除疲劳、增进健康非常有益，是一项自我保护的措施。但是刚吃完午饭不能立即睡觉，否则可能会引起食物反流，使胃液刺激食管，轻则不舒服，重则可能发生反流性食管炎，所以，最好午饭后休息 20 分钟左右再睡觉。如果没有午睡习惯的人，可以用手拍痧的方式对心经进行拍痧。若是有刮痧板，也可以用刮痧板对上肢心经进行刮拭，可放松手臂肌肉，疏通经络。另外，可以用刮痧板的尖端位置点按心经的重要腧穴，可以起到改善失眠的作用。

未时：调动小肠经辨清浊

　　小肠经与大肠经的循行路线较为相似，但是位置较靠近里侧。小肠经从小指的外侧向上走，沿着胳膊外侧的后缘，到肩关节以后向脊柱方向走一段，然后沿着脖子行至颧骨，最后止于耳。

　　未时，也就是下午 1 点至 3 点，小肠当令。小肠是消化、吸收的主要场所，其主要生理功能是接受经胃初步消化而下行的食物，将其进一步消化、吸收，把精微物质转输于脾以营养周身，并把剩余的糟粕和水液下注于大肠或渗入膀胱而排出体外。若是生活中不注意，造成小肠的消化、吸收功能受损，就容易引起营养缺乏等一系列症候群。小肠经在未时对人一天的营养进行调整，如小肠有热，人会干咳、排屁。此时多喝水、喝茶，有利小肠排毒降火。

　　通常来说，下午的精神不如早上，而且经常会觉得肩膀、脖子酸疼，可以在小肠经当令的时候，用刮痧板沿着小肠循行的路线，即从小指往上，一直刮

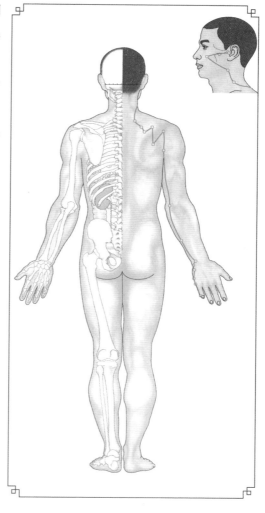

拭到肩颈。途中重要穴位可重点刮拭，可以在肩井穴上用力点按，可以消除肌肉的僵硬感。天宗部位可以重点刮拭，可以放松肩胛的紧张、疲劳之感。刮拭以局部有发热感为度。若是条件不允许，在平时上班、上课或者任何时候，可以局部刺激后溪穴与前谷穴。方法是握拳，把穴位局部放在桌子边缘等地方，稍用点力反复活动拳头，以刺激穴位，或是用"切菜"的方法刺激穴位。

申时：顾护膀胱经利小便

足太阳膀胱经是12条经络中经穴最多的一条经络。它起于内眼角的睛明穴，止于小趾尖的至阴穴。循行路线经过头部、颈部、后背部、腿的后面以及足部，每一侧有67个穴位。治疗的范围很广，如泌尿生殖系统、精神神经系统、呼吸系统、循环系统、消化系统以及经络循经所经部位的病症。

申时（下午3点至5点）是膀胱经当令的时辰，我们都知道膀胱经是人体最长、最直的阳经，膀胱主气化，主储尿，主排毒素。膀胱经更是排出毒素的大管道，污水、毒素、垃圾全从这个管道排出。每天申时是往下排毒素的时候，千万不要抑制。如果味觉敏感的朋友，在申时闻身上的气味，多少有些往外发散酸臭的味道，这就是膀胱经在帮助排毒，建议大家最好不要把洗澡时间定在申时这个时间段。由此，我们可以知道，最适合运动的

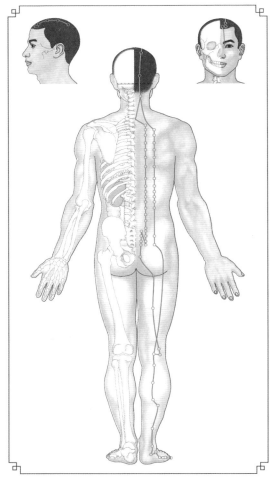

时间就在申时，这时是体温最高的时候，肌肉最有弹性，力气最大，反应最快，并且还不容易受伤，最易增强锻炼，此时背书效率也很高。这个时辰是一天当中效率最高的时辰。

《黄帝内经》中说，当膀胱经处有问题时，会出现发热的症状，即使穿着很厚的衣服也会觉得冷，有时还会伴随鼻塞流涕、头痛、项背僵硬疼痛、小腿肚子疼等膀胱经经过的部位疼痛，也可能引发癫痫、痔疮等问题。有许多人感觉后背跟扣个大锅似的，是因为膀胱经瘀阻不通。经络是运行气血的通道，毒气全堵在经络里，当然发沉。此时可用刮痧板疏刮膀胱经，沾凡士林油从上向下来回疏刮，就会发现刮完整条后背后非常轻松。

酉时：补肾经以壮筋骨

肾经起于小趾之下，从脚小趾下边开始，斜向脚底心，出于舟骨粗隆下，绕过内踝之后，向上沿着腿最内侧上行至脊骨最底部，进入体内与肾联系，出骨盆后沿着腹部上行至胸部上方的内锁骨处。一分支在体内从肾上行，经过肝、膈、肺、喉咙，行至舌根部。

酉时（下午5点至晚上7点）是肾经当令的时辰，人的身体经过申时排毒后，肾在酉时进入储藏精华的阶段。肾藏精，精是人体最重要的物质基础，也是维持人体水液平衡的主要经络。酉时养肾，此时应该是工作之后稍作休整，不适宜做太强的运动。而且很多人在这时就下班开始吃晚饭了，最好吃容易消化的食物，且饭后建议不要喝茶。肾主排泄，不建议在排泄的时候再增加杂质，像吃完肥腻的食物再喝点茶水，这是最不可取的。若是这时候喝水太多，也会有尿频的

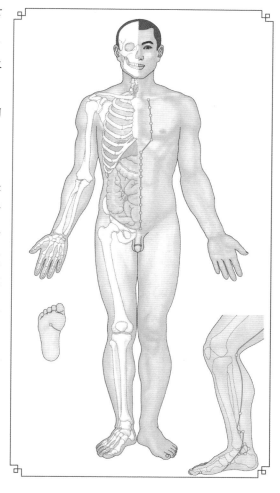

表现。在这个点肾经开始大量地排垃圾，如果再给身体增加许多负担的话，大多数人在这个时间点会发低热，这是毒素排不出去很明显的一点。我们可以养成在下班的时间喝一杯水的习惯，以帮助肾与膀胱清除积留下来的毒素。

在酉时，我们可以做一些固肾运动，比如收缩前后二阴提肾气，通过呼吸吐纳对肾进行调理与保养；可以用双手在八髎上面搓，直至发热；还可以用刮痧板在小腿内侧的肾经进行刮拭。若是有失眠或经常做梦的，可以在睡觉之前用手掌在脚底涌泉穴上搓，可调心补肾。

戌时：心包经通强心身

手厥阴心包经是从心脏的外围开始，经过腋下，然后沿着手前臂的中线下行，经过手掌的劳宫穴，最终止于中指端。

西医学中是没有心包这个概念的，这是中医的概念。从名字上看，心包跟心还是有一定的关联的，其实心包就是心脏外面的一层薄膜。当外邪侵犯心时，心包首当其冲，所以心脏上很多毛病都可以归纳为心包经的病。《黄帝内经·灵枢·邪客》曰："诸邪之在于心者，皆在于心包络。"

戌时（晚上 7 点至 9 点）是心包经当令，心主喜，是一天当中最放松、最开怀的时候。此时心包经的气血最为充盛，这时候对心包经进行保养，对预防心脑血管疾病有事半功倍的效果。心脏出问题都是先从心包开始，心包是心脏的第一层保护伞。如果心包被侵犯了，心脏就会出现问题。戌时是最不应该吵架和生气的时候，如《黄帝内经》所说："恬淡虚无，真气从之，精神内守，病安从来？"建议大家

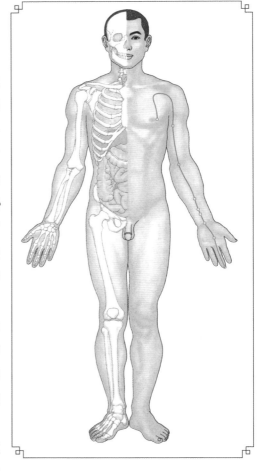

戌时打坐，做腹式呼吸，平静心情；如果打坐半小时以上会发现心情无比好，心里很安静，非常有助于晚上 11 点之前入眠，也是养心脏的好方法。

前文讲丑时的时候就说过，在这个时辰对心包经进行拍痧有助肝经的作用；同样的，也有强心的功能，心脏不是很好的人可以在这个时辰多拍一拍。除此之外，这个时辰可用泡脚进行保健，不但可以促进脚部的血液循环，降低局部肌张力，而且对消除疲劳、改善睡眠有很多的益处。泡脚用的桶可以高一些，水温度在 40℃ 左右，泡到微微出汗即可。

亥时：三焦汇聚身体壮

三焦经由无名指末端开始，沿着上肢外侧中线上行至肩，在第七颈椎处交会，向前进入缺盆，散络于心包，下行穿过膈肌，从胸至腹属于上、中、下三焦。有一条支脉从胸上行，出缺盆，沿着颈外侧上行，从耳下绕到耳后，经耳上角，然后往下到面颊，直达眼眶下部；另一只从耳后入耳中，走至耳前，在面部与前脉相交于面颊，到达眼外角。

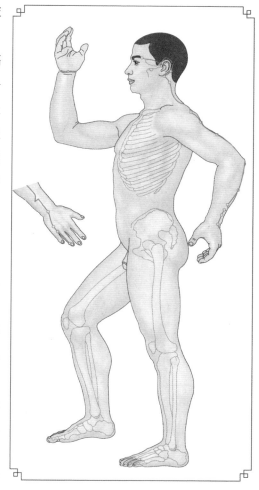

三焦是一个纯中医的概念，通俗来说，指的是人的整个体腔的通道，可分为上焦、中焦、下焦。古人把心、肺归为上焦，把脾、胃、肝、胆、小肠归为中焦，把肾、大肠、膀胱归为下焦。三焦是调动运化人体元气的器官，负责合理地分配使用全身的气血与能量。

亥时（晚上9点至11点）是三焦经经气最盛的时辰。在古时候，此时人们已经停止活动，准备睡觉了，所以叫"人定"时分，是指人一天12时辰中的最后一个时辰。现代研究也表明，从晚上9点开始，是人体细胞休养生息、推陈出新的时间。

中医认为天地、阴阳、万物之间都存在联系的整体，需要相互配合，才能达到和谐。亥时是人体阴阳和合的时段，在此时可通百脉，是进行夫妻性生活的最佳时段。中医虽然讲究保精忌色，房事不能过度；但是在身体健康的情况下，和谐的性生活会令人身心欢愉、激发生机。在这样一团祥和的气氛下，若在此时受孕，可以说是受孕的绝佳时间。

在刺激三焦经上，可以用刮痧板对三焦经进行轻轻的刮拭，速度不宜快；或用拍痧的方法进行，有微微发烫即可。这样不仅可以调节全身体液的循环，增强免疫力，还能刺激大脑皮质，放松神经，改善头痛、目痛、出汗等。

刮痧常用要穴

经络	穴名	位置	主治
手太阴肺经	中府	位于胸外侧，云门下1寸，平第一肋间隙处，距前正中线6寸	咳嗽，气喘，肺胀满，胸痛，肩背痛
	云门	位于胸外侧部，肩胛骨喙突上方，锁骨下窝凹陷处，距前正中线6寸	咳嗽，气喘，胸痛，肩背痛，胸中烦满
	尺泽	位于肘横纹中，肱二头肌腱桡侧凹陷处	咳嗽，气喘，咳血，潮热，胸部胀满，咽喉肿痛，小儿惊风，吐泻，肘臂挛痛
	孔最	位于前臂掌面桡侧，当尺泽与太渊连线上，腕横纹上7寸处	咳嗽，气喘，咳血，咽喉肿痛，肘臂挛病，痔疾
	列缺	位于前臂桡侧缘，桡骨茎突上方，腕横纹上1.5寸，当肱桡肌与拇长展肌腱之间	伤风，头痛，项强，咳嗽，气喘，咽喉肿痛，口眼歪斜，齿痛
	太渊	位于腕掌侧横纹桡侧，桡动脉搏动处	咳嗽，气喘，咳血，胸痛，咽喉肿痛，腕臂痛，无脉症
	鱼际	在手拇指本节（第1掌指关节）后凹陷处，约当第1掌骨中点桡侧，赤白肉际处	咳嗽，咳血，咽喉肿痛，失音，发热
	少商	在手拇指末节桡侧，距指甲角0.1寸	咽喉肿痛，咳嗽，鼻出血，发热，昏迷，癫狂

经络	穴名	位置	主治
手阳明大肠经	合谷	位于手背，第1、2掌骨间，当第2掌骨桡侧的中点处	头痛，目赤肿痛，鼻出血，齿痛，牙关紧闭，耳聋，痄腮，咽喉肿痛，多汗，腹痛，便秘，经闭，滞产
	阳溪	位于腕背横纹桡侧，手拇指向上翘时，当拇短伸肌腱与拇长伸肌腱之间的凹陷中	头痛，目赤肿痛，耳聋，耳鸣，齿痛，咽喉肿痛，手腕痛
	偏历	屈肘，位于前臂背面桡侧，当阳溪与曲池连线上，腕横纹上3寸处	目赤，耳鸣，鼻出血，喉痛，手臂酸痛，水肿
	手三里	位于前臂背面桡侧，当阳溪与曲池连线上，肘横纹下2寸处	齿痛颊肿，上肢不遂，腹痛，腹泻
	曲池	位于肘横纹外侧端，屈肘，当尺泽与肱骨外上髁连线中点	咽喉肿痛，齿痛，目赤痛，瘰疬，瘾疹，热病上肢不遂，手臂肿痛，腹痛吐泻，高血压，癫狂
	肘髎	位于臂外侧，屈肘，曲池上方1寸，当肱骨边缘处	肘臂部痠痛，麻木，挛急
	臂臑	位于臂外侧，三角肌止点处，当曲池与肩髃连线上，曲池上7寸处	肩臂痛，颈项拘挛，瘰疬，目疾
	肩髃	位于臂外侧，三角肌上，臂外展，或向前平伸时，当肩峰前下方向凹陷处	肩臂挛痛不遂，瘾疹，瘰疬
	巨骨	位于肩上部，当锁骨肩峰端与肩胛冈之间凹陷处	肩臂挛痛不遂，瘰疬，瘿气
	口禾髎	位于上唇部，鼻孔外缘直下，平水沟穴	鼻塞，鼻出血，口歪，口噤
	迎香	位于鼻翼外缘中点旁，当鼻唇沟中间	鼻塞，鼻出血，口歪，面痒，胆道蛔虫症

经络	穴名	位置	主治
足阳明胃经	承泣	位于面部，瞳孔直下，当眼球与眶下缘之间	目赤肿痛，流泪，夜盲，眼睑瞤动，口眼歪斜
	四白	位于面部，瞳孔直下，当眶下孔凹陷处	目赤痛痒，目翳，眼睑瞤动，口眼歪斜，头痛眩晕
	巨髎	位于面部，瞳孔直下，平鼻翼下缘处，当鼻唇沟外侧	口眼歪斜，眼睑瞤动，鼻出血，齿痛，唇颊肿
	地仓	位于面部，口角外侧，上直对瞳孔	口歪，流涎，眼睑瞤动
	颊车	位于面颊部，下颌角前上方约1横指（中指），当咀嚼时咬肌隆起，按之凹陷处	口歪，口噤，颊肿，齿痛
	下关	位于面部耳前方，当颧弓与下颌切迹所形成的凹陷中	耳聋，耳鸣，聤耳，齿痛，口噤，口眼歪斜
	头维	位于头侧部，当额角发际上0.5寸，头正中线旁4.5寸	头痛，目眩，口痛，流泪，眼睑瞤动
	缺盆	位于锁骨上窝中央，距前正中线4寸	咳嗽，气喘，咽喉肿痛，缺盆中痛，瘰疬
	乳根	位于胸部，当乳头直下，乳房根部，当第5肋间隙，距前正中线4寸	咳嗽，气喘，呃逆，胸痛，乳痈，乳汁少
	不容	位于上腹部，当脐中上6寸，距前正中线2寸	呕吐，胃病，食欲不振，腹胀
	梁门	位于上腹部，当脐中上4寸，距前正中线2寸	胃痛，呕吐，食欲不振，腹胀，泄泻
	天枢	位于腹中部，平脐中，距脐中2寸	腹胀肠鸣，绕脐痛，便秘，泄泻，痢疾，月经不调

经络	穴名	位置	主治
足阳明胃经	大巨	位于下腹部，当脐中下2寸，距前正中线2寸	小腹胀满，小便不利，疝气，遗精，早泄
	水道	位于下腹部，当脐中下3寸，距前正中线2寸	小腹胀满，小便不利，痛经，不孕，疝气
	归来	位于下腹部，当脐中下4寸，距前正中线2寸	腹痛，疝气，月经不调，白带，阴挺
	髀关	位于大腿前面，当髂前上棘与髌底外侧端的连线上，屈髋时平会阴，居缝匠肌外侧凹陷处	腰痛膝冷，痿痹，腹痛
	伏兔	位于大腿前面，当髂前上棘与髌底外侧端的连线上，髌底上6寸	腰痛膝冷，下肢麻痹，疝气，脚气
	阴市	位于大腿前面，当髂前上棘与髌底端的连线上，髌底上3寸	腿膝痿痹，屈伸不利，疝气，腹胀腹痛
	梁丘	屈膝，位于大腿前面，当髂前上棘与髌底外侧端的连线上，髌底上2寸	膝肿痛，下肢不遂，胃痛，乳痈，血尿
	足三里	位于小腿前外侧，当犊鼻下3寸，距胫骨前缘一横指	胃痛，呕吐，噎膈，腹胀，泄泻，痢疾，便秘，乳痈，肠痈，下肢痹痛，水肿，癫狂，脚气
	上巨虚	位于小腿前外侧，当犊鼻下6寸，距胫骨前缘一横指	肠鸣，腹痛，泄泻，便秘，肠痈，下肢痿痹，脚气
	丰隆	位于小腿前外侧，当外踝尖上8寸，条口外，距胫骨前缘二横指	头痛,眩晕,痰多咳嗽,呕吐,便秘,水肿，癫狂痛，下肢痿痹
	解溪	位于足背与小腿交界处的横纹中央凹陷处，当拇长伸肌腱与趾长伸肌腱之间	头痛，眩晕，癫狂，腹胀，便秘，下肢痿痹
	内庭	位于足背当第2、3跖骨结合部前方凹陷处	齿痛，咽喉肿病，口歪，鼻出血，胃病吐酸，腹胀，泄泻，痢疾，便秘，热病，足背肿痛

国医大师图说刮痧

经络	穴名	位置	主治
足太阴脾经	公孙	位于足内侧缘，当第一跖骨基底部的前下方	胃痛，呕吐，腹痛，泄泻，痢疾
	商丘	位于足内踝前下方凹陷中，当舟骨结节与内踝尖连线的中点处	腹胀，泄泻，便秘，黄疸，足踝痛
	三阴交	位于小腿内侧，当足内踝尖上3寸，胫骨内侧缘后方	肠鸣腹胀，泄泻，月经不调，带下，不孕，遗精，阳痿，遗尿，疝气，失眠，下肢痿痹，脚气
	地机	位于小腿内侧，当内踝尖与阴陵泉的连线上，阴陵泉下3寸	腹痛，泄泻，小便不利，水肿，月经不调，痛经，遗精
	阴陵泉	位于小腿内侧，当胫骨内侧踝后下方凹陷处	腹胀，泄泻，水肿，黄疸，小便不利或失禁，膝痛
	血海	屈膝，位于大腿内侧，髌底内侧端上2寸，当股四头肌内侧头的隆起处	月经不调，崩漏，经闭，瘾疹，湿疹，丹毒
	冲门	位于腹股沟外侧，距耻骨联合上缘中点3.5寸，当髂外动脉搏动处的外侧	腹痛，疝气，崩漏，带下
	大横	位于腹中部，距脐中4寸	泄泻，便秘，腹痛
手少阴心经	极泉	位于腋窝顶点，腋动脉搏动处	心痛，咽干烦渴，胁肋疼痛，瘰疬，肩臂疼痛
	少海	屈肘，当肘横纹内侧端与肱骨内上髁连线的中点处	心痛，肘臂挛痛，瘰疬，头项痛，腋胁痛
	灵道	位于前臂掌侧，当尺侧腕屈肌腱的桡侧缘，腕横纹上1.5寸	心痛，暴喑，肘臂挛痛
	通里	位于前臂掌侧，当尺侧腕屈肌腱的桡侧缘，腕横纹上1寸	心悸，怔忡，暴喑，舌强不语，腕臂痛
	阴郄	位于前臂掌侧，当尺侧腕屈肌腱的桡侧缘，腕横纹上0.5寸	心痛，惊悸，骨蒸盗汗，吐血、鼻出血，暴喑
	神门	位于腕部，腕掌侧横纹尺侧端，尺侧腕屈肌腱的桡侧凹陷处	心病，心烦，惊悸，怔忡，健忘，失眠，癫痫，胸胁痛

经络	穴名	位置	主治
手太阳小肠经	后溪	位于腋窝顶点，腋动脉搏动处	心痛，咽干烦渴，胁肋疼痛，瘰疬，肩臂疼痛
	前谷	位于手尺侧，微握拳，当小指本节（第五掌指关节）前的掌指横纹头赤白肉际	头项强痛，目赤，耳聋，咽喉肿痛，腰背痛，癫痫，疟疾，手指及肘臂挛痛
	阳谷	位于前臂掌侧，当尺侧腕屈肌腱的桡侧缘，腕横纹上 1.5 寸	心痛，暴喑，肘臂挛痛
	养老	位于前臂背面尺侧，当尺骨小头近端桡侧凹陷中	急性腰扭伤，视物模糊，前臂痛
	支正	位于前臂背面尺侧，当阳谷与小海的连线上，腕背横纹上 5 寸	头痛，目眩，热病，癫狂，项强，肘臂酸痛
	小海	位于肘内侧，当尺骨鹰嘴与肱骨内上髁之间凹陷处	肘臂疼痛，癫痫
	肩贞	位于肩关节后下方，臂内收时，腋后纹头上 1 寸	肩臂疼痛，瘰疬，耳鸣
	臑俞	位于肩部，当腋后纹头直上，肩胛冈下缘凹陷中	肩臂疼痛，瘰疬
	天宗	位于肩胛部，当岗下窝中央凹陷处，与第 4 胸椎相平	肩胛疼痛，气喘，乳痈
	秉风	位于肩胛部，岗上窝中央，天宗直上，举臂有凹陷处	肩胛疼痛，上肢酸麻
	肩外腧	位于背部，当第 1 胸椎棘突下，旁开 3 寸	肩背疼痛，颈项强急
	颧髎	位于面部，当目外眦直下，颧骨下缘凹陷处	口眼歪斜，眼睑眴动，齿痛，颊肿
	听宫	位于面部，耳屏前，下颌骨髁状突的后方，张口时呈凹陷处	耳鸣，耳聋，聤耳，齿痛，癫痫

国医大师图说刮痧

经络	穴名	位置	主治
足太阳膀胱经	睛明	位于面部，目内眦角稍上方凹陷处	目赤肿痛，流泪，视物不明，目眩，近视，夜盲，色盲
	攒竹	位于面部，当眉头陷中，眶上切迹处	头痛，口眼歪斜，目视不明，流泪，目赤肿痛，眼睑眴动，眉棱骨痛，眼睑下垂
	承光	位于头部，当前发际正中直上2.5寸，旁开1.5寸	头痛，目眩，鼻塞，热病
	天柱	位于项部大筋（斜方肌）外缘之后发际凹陷中，约当后发际正中旁开1.3寸	头痛，项强，鼻塞，癫痫，肩背病，热病
	大杼	位于背部，当第1胸椎棘突下，旁开1.5寸	咳嗽，发热，项强，肩背痛
	风门	位于背部，第2胸棘突下，旁开1.5寸	伤风，咳嗽，发热头痛，项强，胸背痛
	肺俞	位于背部，第3胸椎棘突下，旁开1.5寸	咳嗽，气喘，吐血，骨蒸，潮热，盗汗，鼻塞
	厥阴俞	位于背部，当第4胸椎棘突下，旁开1.5寸	咳嗽，心痛，胸闷，呕吐
	心俞	位于背部，当第5胸椎棘突下，旁开1.5寸	心痛，惊悸，咳嗽，吐血，失眠，健忘，盗汗，梦遗，癫痫
	督俞	位于背部，当第6胸椎棘突下，旁开1.5寸	心痛，胸闷，腹痛，寒热，气喘
	膈俞	位于背部，当第7胸椎棘突下，旁开1.5寸	呕吐，呃逆，气喘，咳嗽，吐血，潮热，盗汗
	肝俞	位于背部，当第9胸椎棘突下，旁开1.5寸	黄疸，胁痛，吐血，目赤，目眩，雀目，癫痫，脊背痛
	胆俞	位于背部，第10胸椎棘突下，旁开1.5寸	黄疸，口苦，胁痛，肺痨，潮热
	脾俞	位于背部，第11胸椎棘突下，左右旁开两指宽处	腹胀，黄疸，呕吐，泄泻，痢疾，便血，水肿，背痛
	胃俞	位于背部，第12胸椎棘突下，旁开1.5寸	胸胁痛，胃脘痛，呕吐，腹胀，肠鸣

经络	穴名	位置	主治
足太阳膀胱经	三焦俞	位于腰部,第2腰椎棘突下,旁开1.5寸	肠鸣,腹胀,呕吐,泄泻,痢疾,水肿,腰背强痛
	肾俞	位于腰部,第2腰椎棘突下,旁开1.5寸	遗尿,遗精,阳痿,月经不调,白带,水肿,耳鸣,耳聋,腰痛
	气海俞	位于腰部,第3腰椎棘突下,旁开1.5寸	肠鸣,腹胀,痔漏,痛经,腰痛
	大肠俞	位于腰部,第4腰棘突下,旁开1.5寸	腹胀,泄泻,便秘,腰痛
	关元俞	位于腰部,当第5腰椎棘突下,旁开1.5寸	腹胀,泄泻,小便频数或不利,遗尿,腰痛
	小肠俞	位于骶部,当骶正中嵴旁开1.5寸,平第1骶后孔	遗精,遗尿,尿血,白带,小腹胀痛,泄泻,痢疾,疝气,腰腿疼
	膀胱俞	位于骶部,当骶正中嵴旁开1.5寸处,平第2骶后孔	小便不利,遗尿,泄泻,便秘,腰脊强痛
	上髎	位于骶部,当髂后上棘与中线之间,适对第1骶后孔处	大小便不利,月经不调,带下,阴挺,遗精,阳痿,腰痛
	次髎	位于骶部,当髂后上棘内下方,适对第2骶后孔处	疝气,月经不调,痛经,带下,小便不利,遗精,腰痛,下肢痿痹
	中髎	位于骶部,当次髎内下方,适对第3骶后孔处	便秘,泄泻,小便不利,月经不调,带下,腰痛
	下髎	位于骶部,当在骶部,当中髎内下方,适对第4骶后孔处	腹痛,便秘,小便不利,带下,腰痛
	承扶	位于大腿后面,臀下横纹的中点	腰骶臀股部疼痛,痔疾
	殷门	位于大腿后面,承扶与委中的连线上,承扶下6寸	腰痛,下肢痿痹
	委阳	位于腘横纹外侧端,当股二头肌腱的内侧	腹满,小便不利,腰脊强痛,腿足挛痛
	委中	位于腘横纹中点,当股二头肌腱与半腱肌肌腱的中间	腰痛,下肢痿痹,腹痛,吐泻,小便不利,遗尿,丹毒

国医大师图说刮痧

经络	穴名	位置	主治
足太阳膀胱经	膏肓	位于背部，当第 4 胸椎棘突下，旁开 3 寸处	咳嗽，气喘，肺痨，健忘，遗精，完谷不化
	神堂	位于背部，当第 5 胸椎棘突下，旁开 3 寸	咳嗽，气喘，胸闷，脊背强痛
	意舍	位于背部，当第 11 胸椎棘突下，旁开 3 寸	腹胀，肠鸣，呕吐，泄泻
	胃仓	位于背部，当第 12 胸椎棘突下，旁开 3 寸	胃脘痛，腹胀，小儿食积，水肿，背脊痛
	肓门	位于腰部，当第 1 腰椎棘突下，旁开 3 寸	腹痛，便秘，痞块，乳疾
	志室	位于腰部，当第 2 腰椎棘突下，旁开 3 寸	遗精，阳痿，小便不利，水肿，腰脊强痛
	轶边	位于臀部，平第 4 骶后孔，骶正中嵴旁开 3 寸	小便不利，便秘，痔疾，腰骶痛，下肢痿痹
	承山	微微施力垫起脚尖，小腿后侧肌肉浮起的尾端	痔疾，脚气，便秘，腰腿拘急疼痛
	飞扬	位于小腿后面，外踝后，昆仑直上 7 寸，承山穴外下方 1 寸处	头痛，目眩，腰腿疼痛，痔疾
	跗阳	位于小腿后区，外踝后，昆仑穴直上 3 寸处	头痛，腰骶痛，下肢痿痹，外踝肿痛
	昆仑	位于外踝后方，当外踝尖与跟腱之间的凹陷处	头痛，项强，目眩，癫痫，难产，腰骶疼痛，脚跟肿痛
	申脉	位于足外踝尖直下，外踝下缘凹陷处	头痛，眩晕，癫痫，腰腿酸痛，目赤痛，失眠

经络	穴名	位置	主治
足少阴肾经	涌泉	位于足底部,卷足时足前部凹陷处	头顶痛,头晕,眼花,咽喉痛,舌干,小便不利,大便难,足心热,晕厥
	然谷	位于足内侧,舟骨粗隆下方,赤白肉际处	月经不调,阴痒,遗精,阳痿,小便不利,胸胁胀痛,心肌炎,足跗痛
	太溪	位于足内侧,内踝后方,当内踝尖与跟腱之间的凹陷处	头痛目眩,咽喉肿痛,牙痛,咳嗽,月经不调,遗精,阳痿,内踝肿痛
	大钟	位于足内侧,内踝后下方,当跟腱附着部的内侧前方凹陷处	神经衰弱,尿潴留,淋病,哮喘,咽痛,口腔炎,便秘,疟疾
	照海	位于足内侧,内踝尖下1寸,内踝下缘边际凹陷中	失眠,惊恐不宁,目赤肿痛,月经不调,痛经,阴挺,阴痒,小便频数
	复溜	位于小腿内侧,内踝尖上2寸,跟腱的前方	水肿,腹胀,腹泻,肾炎,尿路感染,白带过多
	阴谷	位于腘窝内侧,屈膝时,当半腱肌肌腱与半膜肌肌腱之间	阳痿,疝痛,月经不调,小便难,阴中痛,癫狂,膝股内侧痛
	横骨	位于下腹部,当脐中下5寸,前正中线旁开0.5寸	少腹痛,遗精,阳痿,遗尿,小便不通,尿道炎,膀胱炎,盆腔炎
手厥阴心包经	曲泽	位于肘前区,肘横纹上,当肱二头肌腱的尺侧缘凹陷中	心痛,胃疼,呕吐,烦躁,肘臂痛,上肢颤动,咳嗽
	郄门	位于前臂掌侧,掌长肌腱与桡侧腕屈肌腱之间,腕横纹上5寸	心痛,心悸,胸痛,心烦,咳血,呕血,胸膜炎
	间使	位于前臂掌侧,当曲泽与大陵的连线上,腕横纹上3寸,掌长肌腱与桡侧腕屈肌腱之间	心痛,心悸,胃痛,呕吐,热病,烦躁,疟疾,癫狂,痫证,腋肿,肘挛,臂痛
	内关	位于前臂掌侧,腕远端横纹上2寸,掌长肌腱与桡侧腕屈肌腱之间	心痛,心悸,胸痛,胃痛,呕吐,呃逆,肘臂挛痛
	劳宫	位于掌区,横平第3掌指关节近端,第2、3掌骨之间偏于第3掌骨	脑卒中昏迷,中暑,心痛,口疮,口臭,鹅掌风

国医大师图说刮痧

经络	穴名	位置	主治
手少阳三焦经	关冲	位于手指，第四指末节尺侧，距指甲角0.1寸	头痛，目赤，耳聋，耳鸣，喉炎，舌强，热病，心烦
	液门	位于手背部，当第4、5指间，指蹼缘后方赤白肉际处	头痛，目赤，耳痛，耳鸣，耳聋，喉炎，手臂痛
	阳池	位于腕背横纹中，当指总伸肌腱的尺侧缘凹陷处	腕痛，肩臂痛，耳聋，咽喉炎，妊娠呕吐，糖尿病
	外关	位于前臂背侧，当阳池与肘尖的连线上，腕背横纹上2寸	头痛，颊痛，耳鸣，目赤肿痛，胁痛，肩背痛，手指疼痛
	支沟	位于前臂背侧，腕背横纹上3寸，尺骨与桡骨之间	耳聋，耳鸣，肩背酸痛，胁肋痛，呕吐，习惯性便秘，热病
	天井	位于臂外侧，屈肘时，当肘尖直上1寸凹陷处	偏头痛，胁肋，颈项，肩臂痛，耳聋，麦粒肿，淋巴结核
	肩髎	位于肩部，当臂外展时，于肩峰后下方呈现凹陷处	臂痛，肩重不能举，肩周炎
	角孙	位于头部，折耳郭向前，当耳尖直上入发际处	耳部肿痛，目赤肿痛，齿痛，唇燥，头痛
足少阳胆经	瞳子髎	位于面部，目外眦旁0.5寸处，当眶外侧缘处	头痛，目赤，目痛，眼内障，怕光，迎风流泪，近视，结膜炎，角膜炎
	听会	位于面部，当屏间切迹的前方，下颌骨髁突的后缘，张口有凹陷处	耳鸣，耳聋，中耳炎，口眼歪斜，牙痛，三叉神经痛
	上关	位于耳前，下关直上，当颧弓的上缘凹陷处	头痛，耳鸣，耳聋，中耳炎，面瘫，齿痛，小儿惊风，口眼歪斜
	率谷	在头部，当耳尖直上入发际1.5寸	偏头痛，目眩，耳鸣，胃炎，呕吐，惊痫，面瘫
	头窍阴	位于耳后乳突的后上方，当天冲与完骨的中1/3与下1/3交点处	头痛，三叉神经痛，脑膜炎，眩晕，耳鸣，耳聋
	阳白	位于前额部，瞳孔直上，眉毛上方1寸处	头痛，眩晕，面瘫，近视，沙眼，角膜炎，视物模糊，夜盲症

经络	穴名	位置	主治
足少阳胆经	头临泣	位于头部，当瞳孔直上入前发际0.5寸	头痛，目眩，目赤肿痛，流泪，目翳，鼻炎
	风池	位于项部，在枕骨之下，胸锁乳突肌与斜方肌上端之间的凹陷处	头痛，眩晕，颈痛，落枕，目赤痛，耳聋，脑卒中，口眼歪斜，疟疾，热病，感冒
	肩井	位于肩部，在大椎穴与肩峰连线中点，肩部最高处	肩部酸痛，肩周炎，头重脚轻，眼睛疲劳，耳鸣，高血压，脑卒中，落枕
	日月	位于上腹部，当乳头直下，第7肋间隙，前正中线旁开4寸	黄疸，胸胁痛，胃痛，呕吐，肝炎，胆囊炎
	京门	位于腰部侧端，第12肋游离端下方凹陷处，章门穴后1.8寸处	肾炎，腹胀，小腹痛，水肿，腰痛，肠鸣，小便不利，泄泻，腰胁痛
	居髎	位于髋部，当髂前上棘与股骨大转子最凸点连线的中点处	疝气，阑尾炎，胃痛，睾丸炎，肾炎，膀胱炎，腰痛，下肢痿痹
	环跳	位于臀部，侧卧屈股，股骨大转子最高点与骶管裂孔连线的外1/3与中1/3交点处	下肢麻痹，坐骨神经痛，半身不遂，腰腿痛，脚气，感冒，风疹
	风市	在大腿外侧部的中线上，当腘横纹水平线上7寸	半身不遂，下肢痿痹腰腿疼痛，坐骨神经痛，头痛，偏瘫，脚气
	中渎	位于大腿外侧，横纹上5寸，股外侧肌与股二头肌之间	腓肠肌痉挛，下肢痿痹，麻木，半身不遂，坐骨神经痛，脑卒中后遗症
	膝阳关	位于膝部外侧，当股骨外上髁上方的凹陷处	膝关节炎，下肢瘫痪，小腿麻木，坐骨神经痛，脚气，呕吐
	阳陵泉	位于小腿外侧，腓骨小头前下方的凹陷中	半身不遂，下肢痿痹，膝关节炎，高血压，呕吐，黄疸，小儿惊风，破伤风
	光明	位于小腿外侧，当外踝尖上5寸，腓骨前缘	目痛，夜盲，青光眼，目视不明，白内障，视神经萎缩，膝痛，下肢痿痹
	阳辅	位于小腿外侧，当外踝尖上4寸，腓骨前缘稍前方	偏头痛，半身不遂，下肢麻痹，腰痛，膝关节炎，口苦，扁桃体炎
	悬钟	位于小腿外侧，外踝尖上3寸处，腓骨前缘	头痛，腰痛，胸腹胀满，半身不遂，脚气，高脂血症，高血压，颈椎病
	丘墟	位于足外踝前下方，趾长伸肌腱的外侧凹陷处	头痛，疟疾，疝气，目赤肿痛，胆囊炎，脑卒中偏瘫，下肢痿痹

国医大师图说刮痧

经络	穴名	位置	主治
足厥阴肝经	行间	位于足背侧,当第1、2趾间,趾蹼缘的后方赤白肉际处	目赤肿痛,失眠,神经衰弱,月经不调,痛经,小便不利,尿痛,腹胀
	太冲	位于足背侧,当第1、2跖骨间隙的后方凹陷处	头痛,眩晕,月经不调,癫痫,胁痛,腹胀,黄疸,目赤肿痛,足跗肿
	中封	位于足背侧,当足内踝前,胫骨前肌腱的内侧凹陷处	阴茎痛,遗精,小便不利,疝气,黄疸,胸腹胀满,腰痛,足冷,内踝肿痛
	蠡沟	位于小腿内侧,当足内踝尖上5寸,胫骨内侧面的中央	月经不调,赤白带下,阴痒,疝气,小便不利,腰背拘急不可俯仰,胫部酸痛
	曲泉	位于膝部,腘横纹内侧端,半腱肌、半膜肌止端的前缘凹陷处	月经不调,痛经,带下,阴挺,阴痒,产后腹痛等妇科病症,小腹痛,排尿困难,遗精,阳痿,疝气
	阴廉	位于大腿内侧根部,当气冲穴直下2寸,耻骨结节的下方,长收肌的外缘	月经不调,赤白带下,少腹疼痛,股内侧痛,下肢挛急
	章门	位于侧腹部,当第11肋游离端的下方	腹痛,腹胀,泄泻,胁痛,黄疸,消化不良,胃痉挛,胸痹闷
	期门	位于胸部,乳头直下,第6肋间隙,前正中线旁开4寸	胸胁胀满疼痛,呕吐,腹胀,泄泻,饥不欲食,胸中热,喘咳,肝炎,肝肿大
经外奇穴	太阳	位于面部,眉梢与目外眦之间,向后约一横指的凹陷处	头痛,目赤肿痛,口眼歪斜,牙痛,三叉神经痛,视神经萎缩
	印堂	位于人体额部,两眉头的正中	头痛,头晕,鼻塞,鼻炎,高血压,失眠,神经衰弱,痴呆
	四神聪	位于头顶部,百会穴前后左右各开1寸,共四穴	头痛,失眠,高血压,神经衰弱,小儿多动症,癫痫

经络	穴名	位置	主治
经外奇穴	上迎香	位于面部，当鼻翼软骨与鼻甲的交界处，近鼻唇沟上端	头痛，感冒，鼻塞，鼻息肉，过敏性鼻炎，鼻窦炎，鼻出血，头面疔疮，口眼歪斜
	翳明	取正坐位，头略微前倾在翳风穴后 1 寸处取穴	近视，远视，青光眼，白内障，视神经萎缩，耳鸣，失眠，精神分裂症
	子宫穴	位于下腹部，当脐中下 4 寸，中极旁开 3 寸	月经不调，痛经，子宫下垂，附件炎，子宫内膜炎，妇女不孕症
	阑尾	位于小腿部，当外膝眼下 5 寸胫骨前缘旁开一横指	阑尾炎，肠炎，消化不良，腹痛，吐泻，下肢麻痹
	鱼腰	在眉毛正中，眼平视，下对瞳孔处	近视，急性结膜炎，眼肌麻痹，面神经麻痹，眶上神经病
督脉	腰俞	位于骶部，后正中线上，骶管裂孔处	遗精，痔疾，腹泻，腰脊强痛，便秘，脱肛，月经不调，下肢痿痹
	腰阳关	位于腰部，后正中线上，第 4 腰椎棘突下凹陷中	腰痛，腰骶痛，坐骨神经痛，膀胱炎，盆腔炎，遗精，阳痿，下肢痿痹
	命门	位于腰部，后正中线上，第 2 腰椎棘突下凹陷中	腰痛，前列腺炎，阳痿，遗精，早泄，痤疮，老年斑
	悬枢	位于腰部，后正中线上，第 1 腰椎棘突下凹陷中	腰痛，腹痛，腹泻，痢疾，痔疮，脱肛
	中枢	位于背部，后正中线上，第 10 胸椎棘突下凹陷处	腰背疼痛，胃痛，食欲不振，腹满，黄疸，呕吐
	筋缩	位于背部，后正中线上，第 9 胸椎棘突下凹陷处	癫痫，神经衰弱，癔症，腰背疼痛，脊强，黄疸

国医大师图说刮痧

经络	穴名	位置	主治
督脉	至阳	位于背部，后正中线上，第7胸椎棘突下凹陷处	黄疸，咳嗽，气喘，胃痉挛，胆囊炎，疟疾，热病
	神道	位于背部，后正中线上，第5胸椎棘突下凹陷处	心悸，肩背疼痛，咳喘，增生性脊椎炎，神经衰弱，疟疾
	身柱	位于背部，当后正中线上，第3胸椎棘突下凹陷中	头痛，感冒，咳嗽，气喘，支气管炎，肺炎，惊厥，疔疮
	陶道	位于背部，当后正中线上，第1胸椎棘突下凹陷中	头痛，胸痛，脊背酸痛，恶寒发热，咳嗽，气喘，疟疾，角弓反张
	大椎	位于颈部，后正中线上，第7颈椎棘突下凹陷中	头痛，热病，感冒，咳嗽，肺炎，落枕，颈椎病，荨麻疹，小儿麻痹后遗症
	哑门	位于项部，当后发际正中直上0.5寸，第1颈椎棘突下	头痛，脑卒中，颈痛，舌强不语，癫痫
	风府	位于后正中线上，后发际正中直上1寸处	头痛，眩晕，咽喉肿痛，脑卒中，失眠，高血压
	百会	位于人体的头顶正中央，后发际正中之上7寸处	头痛，眩晕，脑卒中，老年痴呆，精神分裂症，失眠，高血压
	上星	前发际正中直上1寸处	头痛，目赤肿痛，眩晕，鼻出血，疟疾，小儿惊风，神经衰弱
	神庭	前发际正中直上0.5寸处	失眠，头痛，头晕目眩，目赤肿痛，结膜炎，鼻炎，精神分裂症
	素髎	位于面部，鼻尖正中央处	鼻塞，鼻出血，喘息，惊厥，新生儿窒息
	人中	位于面部中线，鼻下1/3处	脑卒中，中暑，虚脱，昏迷，高血压，牙痛，消渴，黄疸

经络	穴名	位置	主治
任脉	曲骨	位于下腹部，肚脐下5寸，耻骨联合上缘中点处	小便不利，遗尿，遗精，阳痿，阴囊湿疹，肾炎，膀胱炎，月经不调，痛经，带下，阴痒，盆腔炎
	中极	位于下腹部，前正中线上，当脐中下4寸	小便不利，阳痿，早泄，遗精，膀胱炎，精力不济，月经不调，痛经
	关元	位于下腹部，前正中线上，当脐中下3寸	遗精，阳痿，遗尿，尿潴留，荨麻疹，痛经，失眠，痢疾，脱肛
	气海	位于下腹部，前正中线上，当脐中下1.5寸	脑卒中，下腹疼痛，四肢无力，大便不通，遗尿，气喘，肠炎
	神阙	取仰卧位，位于肚脐眼中央处	腹痛，脐周痛，四肢冰冷，脱肛，便秘，小便不利
	水分	位于上腹部，前正中线上，当脐中上1寸	腹胀，腹痛，胃炎，反胃，胃下垂，肠炎，泄泻
	下脘	位于上腹部，前正中线上，当脐中上2寸	胃痛，呕吐，呃逆，腹胀，饮食不化，胃溃疡
	中脘	位于人体上腹部，前正中线上，当脐中上4寸	腹胀，呕吐，疳积，便秘，黄疸，头痛，失眠，惊风
	上脘	位于人体上腹部，前正中线上，当脐中上5寸	胃痛，呕吐，腹泻，腹胀，消化不良，水肿，纳呆，癫痫
	巨阙	位于人体上腹部，前正中线上，当脐中上6寸	胸痛，心痛，癫痫、胃下垂，呕吐，腹泻，黄疸，健忘
	鸠尾	位于肚脐上7寸，胸骨剑突下0.5寸处	心痛，心悸，癫痫，惊狂，手脚冰冷，腹胀，咳嗽，气喘，癔症
	膻中	位于前正中线上，两乳头连线的中点	胸痛，腹痛，呼吸困难，咳嗽，心悸，心绞痛，乳腺炎
	璇玑	位于胸部，当前正中线上，胸骨上窝中央下1寸处	咳嗽，气喘，胸痛，咽喉肿痛，扁桃体炎，喉炎，气管炎
	天突	位于颈部，前正中线上，胸骨上窝中央	胸痛，咳嗽，打嗝，哮喘，咽喉肿痛，喉炎，扁桃体炎，瘿气
	廉泉	位于颈部，前正中线上，结喉上方，舌骨上缘的凹陷处	舌下肿痛，舌强不语，脑卒中失语，口疮，聋哑，咳嗽，哮喘，消渴

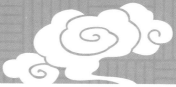

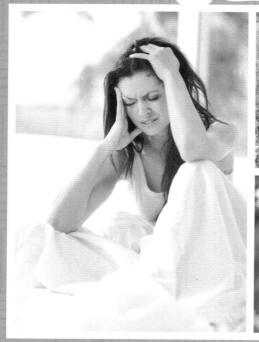

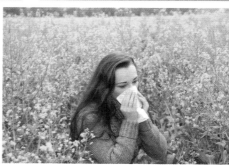

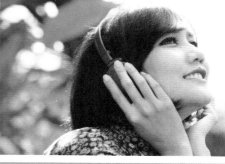

第三章

（刮）（一）（刮），常见疾病不烦恼

随着生活节奏日益加快，工作压力逐渐增大，导致现代人身体或多或少都有点小毛病。如果对这种状况长期视而不见，任其发展，久而久之，则小病成大疾，将积重难返。熟悉、掌握一些刮痧手法，对现代人防病治病极为有益。

感冒

西医认为，感冒是由病毒、细菌、真菌感染引起的急性上呼吸道炎症。而中医认为，感冒是人体在正气虚弱的时候感受风、寒、暑、湿、热等外邪，从而产生的一种病症。一年四季皆可发生。

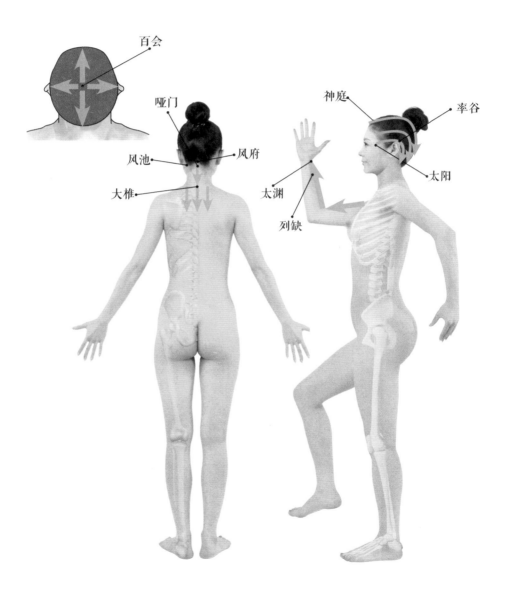

临床表现：鼻塞，流涕，喷嚏，恶寒，发热，头痛，周身不适等。

刮痧基本步骤

刮痧体位：坐位与俯卧位。

刮痧的部位：头部、背部、腿部。

刮痧的主要穴位：百会、太阳、风池、风府、神庭、大椎、列缺、太渊。

刮痧基本操作

1. 以百会为中心，向四周发散式刮拭，每面 10 ~ 20 次。

---

2. 局部点揉太阳，然后从太阳作一条曲线，从太阳到耳上缘经过率谷刮拭至风池，可分为两段刮拭，每段 10 ~ 20 次。

---

3. 以百会为起点，前头部以神庭以及两侧的头维为终点，后头部以风府与两侧的风池为终点，在这六条线上刮拭，每段 10 ~ 20 次。

---

4. 用刮痧板的角部压揉头部重要腧穴百会、太阳、风池、风府，每穴 1 ~ 2 分钟。

---

5. 刮颈部中线，从哑门至大椎，15 ~ 20 次，然后重点压揉大椎。

---

6. 沿着背部的督脉，从大椎到身柱进行刮拭，然后同样的距离刮拭督脉旁边的膀胱经，每段 20 ~ 30 次。

---

7. 刮上肢的肺经，10 ~ 20 次。重点压揉肺经上的列缺、太渊，每穴 1 ~ 2 分钟。

❧ 大师有话说 ❧

　　患感冒的主要原因是免疫力低下，一旦感冒发作，最好是好好休息一两天，保持充足的睡眠，每天睡眠时间在 8 小时左右。要补充维生素 C，但是要注意不可过量。如果环境太过于干燥，也会对感冒产生影响。要保持空气清新，使鼻腔呼吸舒服，有利于感冒的恢复。多喝水，保持充足的水分。

头痛

时常处于紧张状态的人遭受头痛的概率比较大，造成头痛的原因大多有睡眠不足、空气流通不畅、压力较大、紧张焦虑、疲劳过度或感冒等。当头痛来临时，按压头痛发射区即有助于缓解。

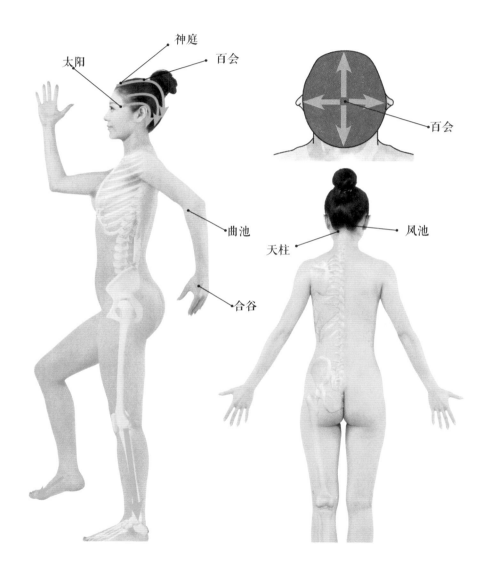

神庭
太阳
百会
百会
曲池
风池
天柱
合谷

临床表现：头部出现胀、闷及撕裂样、点击样或针刺样疼痛，部分患者有血管搏动感以及恶心、呕吐、头晕等症状。

刮痧基本步骤

刮痧体位：坐位和俯卧位。

刮痧的部位：头部、背部、下肢部。

刮痧的主要穴位：百会、太阳、风池、曲池、合谷。

刮痧基本操作

1. 刮头正中线，从神庭，经过百会，到达天柱。可分成两段刮：神庭到百会，百会到天柱。

2. 局部刮拭太阳，然后从太阳作一条曲线，从耳上缘刮拭至风池，可分两段进行，每段 10 ~ 20 次。

3. 从头维刮拭至风府，可分成两段刮，头维至与百会相平的位置，然后再刮拭后半段，每段 10 ~ 20 次。

4. 以百会为中心，向周围放散式刮拭，每面 10 ~ 20 次。

5. 用刮痧板尖角点按曲池，每侧 15 ~ 20 次，至皮肤潮红。

6. 经过合谷，大肠经在掌骨区的经络，每侧 10 ~ 20 次。

7. 刮拭下肢小腿部的胆经循行区域，每侧 10 ~ 20 次。

8. 刮拭脚背部的肝经循行区域，每侧 10 ~ 20 次。

◀ 大师有话说 ▶

　　轻度头痛，一般不用休息，可服用止痛药，如去痛片等；如有剧烈头痛，必须卧床休息。头痛时间长、疗效不佳者，一定要去医院接受医生的诊治，切勿延误病情。注意生活规律，避免过度疲劳、压力过大，避免造成亚健康状态。忌烟酒，忌食咖啡、巧克力及辛辣等热性刺激性食品。

咳嗽

咳嗽是呼吸系统疾病的主要症状,以咳嗽、咯痰为主要表现的疾病。中医认为咳嗽是因外感六淫影响于肺所致的有声有痰之症。西医上咳嗽的原因有上呼吸道感染、支气管炎、肺炎、喉炎等。

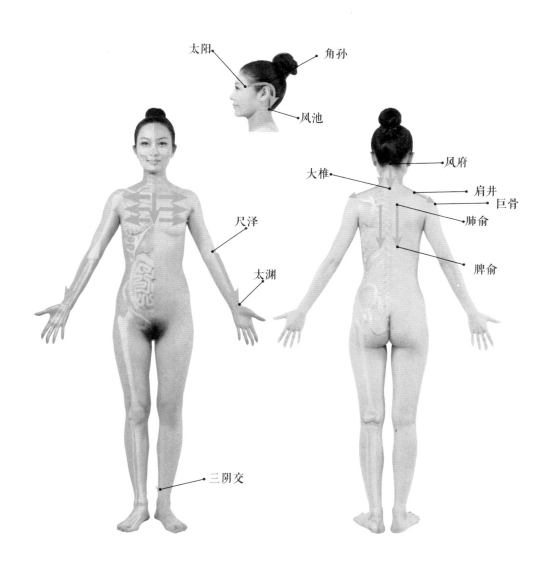

临床表现:喉痒欲咳;喉间有痰声,似水笛哮鸣声,易咳出;痰多、色稀白,或痰色黄稠、量少等。

刮痧基本步骤

刮痧体位：仰卧位或俯卧位。

刮痧的部位：背部、胸部、四肢。

刮痧的主要穴位：太阳、风池、风府、大椎、肺俞、尺泽、太渊、丰隆。

刮痧基本操作

1. 局部刮拭太阳，然后从太阳作一条曲线，从耳上缘的角孙刮拭至风池，可分两段进行，每段 10 ～ 20 次。

----

2. 刮拭颈部中线，从风府至大椎，然后从风池作曲线，向下经过肩井刮拭至肩峰处的巨骨，每段 15 ～ 20 次。

----

3. 直刮背部两侧的膀胱经循行区域，从肺俞刮到脾俞，每侧 20 ～ 30 次。

----

4. 刮胸部的任脉，从天突下刮至剑突下，10 ～ 20 次。

----

5. 沿着肋骨的走向，从内向外刮拭肋间隙 10 ～ 15 次，注意避开乳头。

----

6. 刮拭前臂肺经循行区域，15 ～ 20 次。

----

7. 用刮痧板角部压揉尺泽和太渊，每穴 10 ～ 20 次。

----

8. 刮拭小腿内侧的脾经，15 ～ 20 次。重点压揉三阴交。

❰ 大师有话说 ❱

　　咳嗽往往在气温下降或在人们不经意的许多条件下产生，如果不及时护理就会导致咳嗽加剧，严重时会引起肺部疾病。咳嗽患者要少接触刺激性气味，如香烟、油漆、炒菜的油烟味等。饮食要清淡一点，多吃蔬菜、水果等食物。忌高脂肪、高糖、辛辣、油煎的食品及白酒、咖啡等刺激性饮料。

哮喘

哮喘是一种常见的反复发作性疾患,以发作性喉中哮鸣有声、呼吸困难,甚则喘息不得平卧为主要表现。寒冷季节和气候急剧变化时发生较多,且容易反复发作。

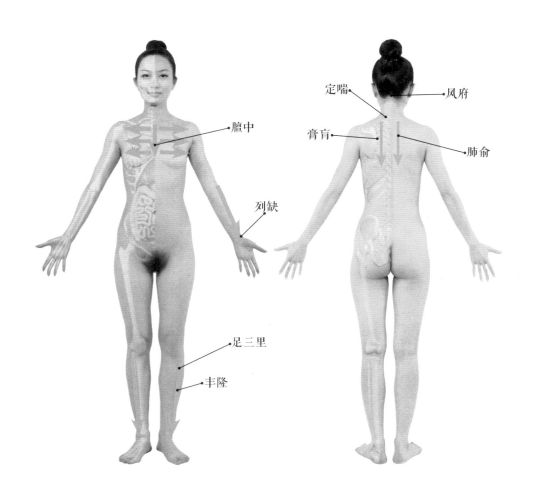

定喘
风府
膏肓
肺俞
膻中
列缺
足三里
丰隆

临床表现:反复发作性喘息,呼吸困难,胸闷或咳嗽。

刮痧基本步骤

刮痧体位：俯卧位与仰卧位。

刮痧的部位：背部、胸部、四肢。

刮痧的主要穴位：肺俞、膏肓、定喘、膻中、风府、列缺、足三里、丰隆。

刮痧基本操作

1. 刮拭背部两侧膀胱经，20～30次，重点刮拭肺俞和膏肓。然后刮定喘穴区域，10～20下。

2. 刮拭胸部，从天突至剑突处，10～20次，力道不宜过重。然后重点刮拭天突与膻中区域，10～20次。

3. 从内向外，沿着肋骨走行的方向进行刮拭，每个肋间隙刮10～20次，注意避开乳头。重点在风府部位进行压揉。

4. 刮拭前臂的肺俞循行区域，10～20次，重点刮拭尺泽与列缺。

5. 刮拭下肢外侧的胃经循行路线，20～30次，重点刮拭足三里、丰隆。

❮ 大师有话说 ❯

哮喘多在夜间发作，因此患者的卧室既要保持一定温度和湿度，又要保持空气流通。治疗期间要注意防寒，对过敏引起的哮喘患者，应防止其与过敏原接触。应做适当运动，以增强体质。不贪食生冷，少食辛辣肥甘食物，戒除烟酒嗜好。

眩晕

眩晕是以头晕目眩、视物模糊为主要临床表现的一类病症。眩，视物黑暗不明或感觉昏乱，即眼花；晕，感觉自身与周围景物旋转，即头晕。二者常同时并见，故统称为"眩晕"。

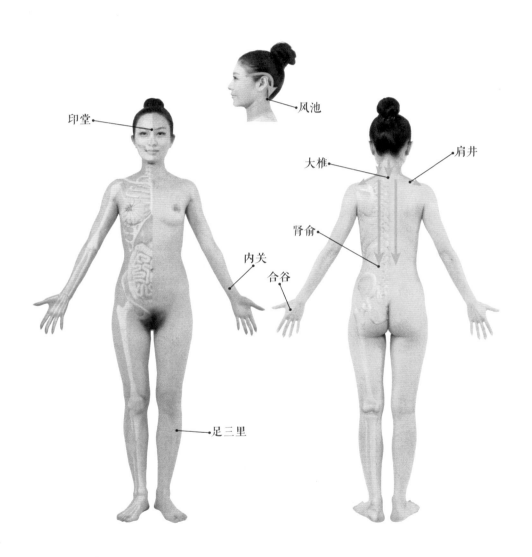

印堂

风池

大椎

肩井

肾俞

内关

合谷

足三里

临床表现：轻者仅眼花，头重脚轻，闭目即止；严重者如坐车、坐船，视物旋转，甚至欲跌倒，伴有恶心、呕吐、汗出、面色苍白等症状。

刮痧基本步骤

刮痧体位：坐位与俯卧位。

刮痧的部位：颈部、腰背部、四肢。

刮痧的主要穴位：印堂、风池、大椎、肩井、肾俞、合谷、内关、足三里。

刮痧基本操作

1. 刮拭前额正中线，从印堂刮至神庭，10～20次。

2. 从太阳沿着耳上缘做弧线刮痧，至风池，力道由轻到重，最后减力轻刮，每侧20～30次，使头部放松舒适。

3. 以百会为中心，向四周发散式刮法，3～5分钟。然后用刮痧板角部压揉百会、太阳、风池，每穴10～20次。

4. 刮颈部督脉，从风府到大椎；然后刮拭旁边的膀胱经，从天柱到大杼；最后从风池向下经过肩井刮至肩峰。每段20～30次。

5. 刮背腰部，脊柱旁开1.5寸的膀胱经，从大杼刮至肾俞，每侧15～20次。

6. 刮拭前部的心包经与大肠经的循行区域，每侧20～30次，重点压揉合谷和内关。

7. 刮小腿外侧的胃经，主要从足三里到丰隆，每侧15～20次，重点压揉足三里。

❧ 大师有话说 ❧

患有眩晕的患者外出时应由家人陪伴，以防意外事件发生。平日里患者应保持乐观的情绪、舒坦的心情，并适当参加文娱活动，多与亲朋好友及同事交往，以消除自己的紧张心理。不要登高，不要在拥挤的马路上及江河塘水边骑车。进低盐饮食，并注意少饮水，不要吃得太饱，八成饱即可。

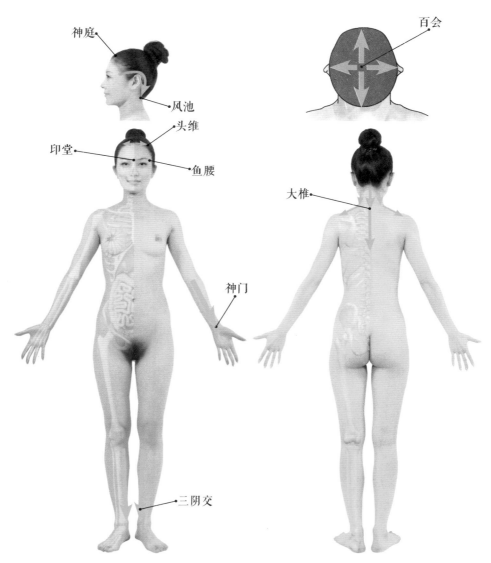

失眠

失眠包括难以入眠、不能入睡、睡眠不深、维持睡眠困难、过早或间歇性醒来。中医认为，失眠是由于情志、饮食内伤，病后及年迈，禀赋不足，心虚胆怯等，引起心神失养或心神不安，导致经常不能获得正常睡眠的一类病证。

神庭

百会

风池

头维

印堂

鱼腰

大椎

神门

三阴交

临床表现：睡眠不足，多梦早醒，醒后不易再睡，醒后有不适感，疲乏，或白天困倦。

刮痧基本步骤

刮痧体位：坐位与卧位。

刮痧的部位：头部、背部、四肢。

刮痧的主要穴位：头维、神庭、印堂、鱼腰、风池、百会、大椎、神门、三阴交。

刮痧基本操作

1. 在前额处，分别从正中线刮向两侧的头维，用轻手法，每侧 10 ～ 20 次。用刮痧板角部轻点揉神庭、头维、印堂、攒竹、鱼腰等穴。

----

2. 从太阳穴附近沿着耳上缘刮拭至后面的风池处，每侧 15 ～ 20 次。重点压揉太阳与风池穴。

----

3. 以百会为中点，沿着四神聪的方向，向四面刮拭，每一面刮 10 ～ 20 次。用刮痧板角部压揉百会、四神聪。

----

4. 刮背部的督脉，从大椎至至阳，然后刮督脉旁开 1.5 寸的膀胱经，从大杼到膈俞。每段 15 ～ 20 次。

----

5. 刮前臂内侧的心经循行区域，重点刮拭神门，每侧 10 ～ 20 次。

----

6. 刮小腿内侧的脾经循行区域，从阴陵泉刮至三阴交，每侧 10 ～ 20 次。

❰ 大师有话说 ❱

　　失眠患者不要亮着灯睡觉，光线会刺激到大脑的光感应神经。睡前不要激烈运动，不要读情节紧张的书。睡前避免食用易产气的食物，如豆类、大白菜、洋葱、玉米、香蕉等。此外，还应避免食用辛辣、油腻、含咖啡因的食物。睡前勿饮酒。临睡前用热水泡脚，能引血下行、安定心神。

健忘

健忘是指记忆力减退、遇到事容易忘记为主要表现的一种病症。中医历代医家认为本病与心、脾、肾有关，因心脾亏虚，或年老精气不足，或是痰浊阻闭所致。常见于脑萎缩、头部内伤、中毒等脑系疾病之中。

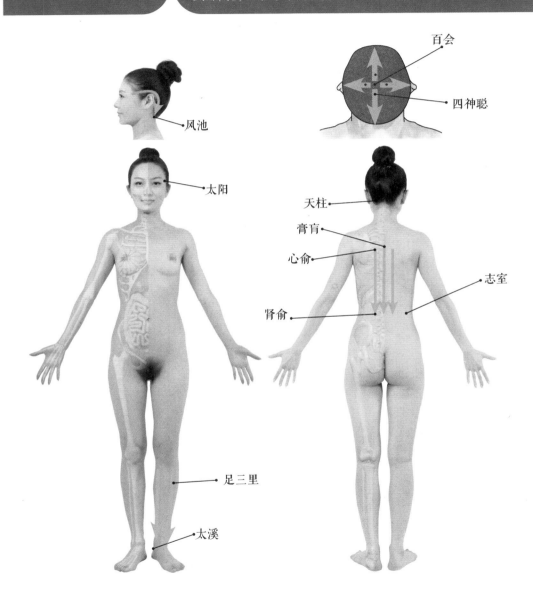

百会
四神聪
风池
太阳
天柱
膏肓
心俞
志室
肾俞
足三里
太溪

临床表现：记忆力减退，遇事易忘，心神不宁。

刮痧基本步骤

刮痧体位：坐位与俯卧位。

刮痧的部位：头部、腰背部、下肢。

刮痧的主要穴位：太阳、风池、百会、天柱、心俞、膏肓、志室、肾俞、足三里、太溪。

刮痧基本操作

1. 从太阳起，沿着耳上缘刮拭至风池，力道由轻到重，再逐渐减轻，每侧 10 ~ 20 次。

----

2. 以百会为中心，发散式刮拭全头，每面 15 ~ 20 次。

----

3. 以刮痧板的角部压揉百会、四神聪、太阳、天柱，每穴 10 ~ 20 次。

----

4. 沿着膀胱经循行路线刮拭脊柱两侧，第一条侧线从心俞刮拭至肾俞，第二条侧线从膏肓刮拭至志室，每段 20 ~ 30 次。

----

5. 若是痰浊比较重者，在心俞、膏肓、肾俞、志室四个区域加重力度，至痧疹为止。肾虚者在志室、肾俞附近，力道较轻，不强求出痧。

----

6. 刮拭下肢外侧的胃经，15 ~ 20 次。重点刮拭足三里。

----

7. 刮拭足踝内侧肾经循行上的太溪区域，每侧 10 ~ 20 次。

❧ 大师有话说 ❧

　　健忘症并不是可怕的疾病，但因为健忘而造成的抑郁、不安或自信心降低，却可能带来更大的危害。我们认识了健忘症，就应该正确地对待它，积极地调整自己，不要让它来困扰我们的工作、生活。勤奋的工作和学习往往可以使人的记忆力保持良好的状态，对新事物要保持浓厚的兴趣，敢于挑战。

心悸

心悸是因外感或内伤，导致气血阴阳亏虚，心失所养；或痰饮瘀血阻滞心脉，导致心脉血流不畅。心悸发生时，患者自觉心跳快而强，自觉惊慌不安，不能自主并伴有心前区不适感。

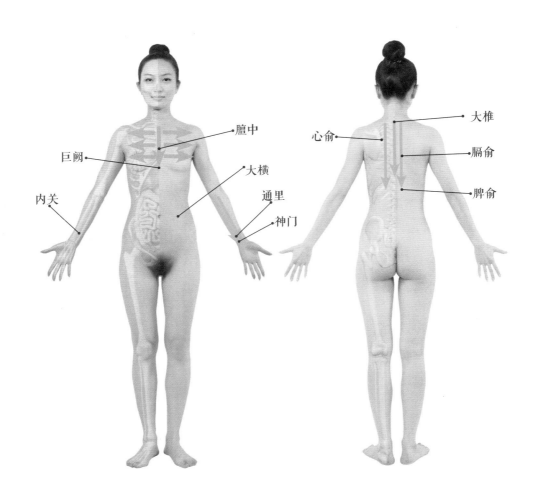

膻中

巨阙

内关

大横

通里

神门

大椎

心俞

膈俞

脾俞

临床表现：发作性心慌不安，心跳剧烈，不能自主，兼见胸闷气短、神疲乏力、头晕喘促，甚至不能平卧，以致出现晕厥。

刮痧基本步骤

刮痧体位:俯卧位和仰卧位。

刮痧的部位:背部、胸部、上肢。

刮痧的主要穴位:心俞、膈俞、脾俞、膻中、巨阙、通里、神门、内关、大横。

刮痧基本操作

1. 刮拭背部的督脉,从大椎刮拭至脊中,20 ～ 30 次。

2. 刮拭背部的膀胱经循行区域,从心俞到脾俞,每侧 20 ～ 30 次。重点压揉心俞、膈俞、脾俞,每穴 10 ～ 20 次。

3. 刮拭胸腹部的任脉,从胸骨柄上缘往下经过膻中刮拭至巨阙,可分为两段进行刮拭,每段 10 ～ 20 次,力道较轻。重点刮拭膻中和巨阙。

4. 从内向外,沿着肋骨走行的方向在肋间隙刮拭,每个肋间隙 10 ～ 20 次。重点刮拭周荣,注意避开乳头。

5. 刮拭前臂上的心经循行路线,主要从通里至神门,10 ～ 20 次。

6. 刮拭前臂上的心包经循行路线,主要从内关至大横,10 ～ 20 次。

❰ 大师有话说 ❱

　　要做到心胸开阔,树立战胜疾病的信心。合理安排休息与活动。心律失常患者应保证有充足的睡眠,中老年患者每天都不应少于 8 小时。饭后不宜立即就寝,因为饭后迷走神经兴奋性增高,会抑制心跳,饭后立即就寝有可能出现心脏骤停,对缓慢性心律失常患者有潜在危险。

三叉神经痛

三叉神经痛是以面部三叉神经分布区出现的发作性剧痛为主要表现。面部三叉神经分为眼支、上颌支和下颌支。多发生于 40 岁以上的中老年人，大多数为单侧性，少数为双侧性。

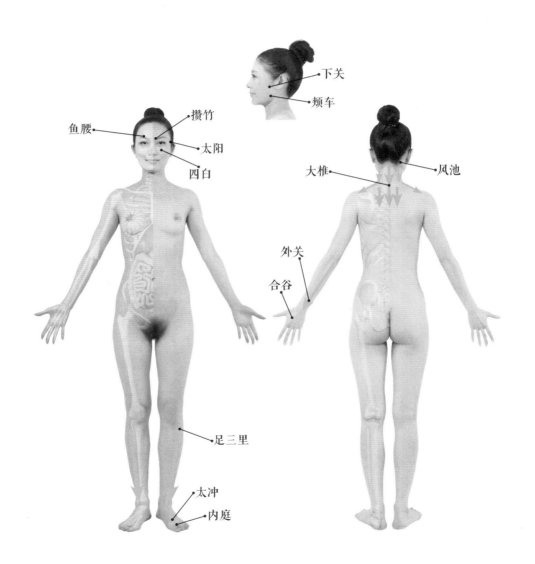

下关
颊车
攒竹
鱼腰
太阳
四白
大椎
风池
外关
合谷
足三里
太冲
内庭

临床表现：三叉神经分布区域内出现的短暂的、阵发的、闪电般的烧灼、针刺、撕裂样疼痛。

刮痧基本步骤

刮痧体位：主要为坐位。

刮痧的部位：头面部、颈部、背部、四肢。

刮痧的主要穴位：鱼腰、四白、太阳、下关、颊车、攒竹、大椎、风池、外关、足三里、内庭、太冲，合谷。

刮痧基本操作

1. 用刮痧板角部点揉鱼腰、阳白、四白、太阳、下关、颊车、攒竹，每穴 1 ~ 2 分钟，以局部有酸胀感为宜。

2. 刮拭颈部的督脉，从风府到大椎，10 ~ 20 次。

3. 刮拭颈部两侧的胆经，从风池往下经过肩井刮拭至肩峰，可分为两段刮拭，每段 10 ~ 20 次。

4. 刮拭背部的督脉与两侧的膀胱经，督脉从大椎到身柱，膀胱经从大杼经过风门到达肺俞，每段 20 ~ 30 次。

5. 刮拭前臂后部的三焦经，主要从外关刮拭至腕关节，10 ~ 20 次。然后用刮痧板角部压揉合谷，1 ~ 3 分钟。

6. 用单角刮法刮拭下肢外侧胃经上的足三里，10 ~ 20 次。然后用刮痧板角部压揉足部的内庭和太冲，每穴 1 ~ 3 分钟。

◀ 大师有话说 ▶

三叉神经痛患者不可以吃坚硬的食物，如坚果，因为这些食物咀嚼力大，很容易引发三叉神经痛。不要用冷水洗脸，避免脸部受到刺激。刷牙、洗脸都需要注意。饮食多以清淡易嚼为主，辛辣刺激、饮酒抽烟等都容易加重三叉神经痛。最后就是情绪的控制，如果长期易怒、焦虑等，很容易复发三叉神经痛。

神经衰弱

神经衰弱是临床上常见的一种神经官能症，指精神活动长期持续的过度紧张，使脑的兴奋和抑制功能失调而诱发。多见于脑力劳动过度、精神压力过大的人群。

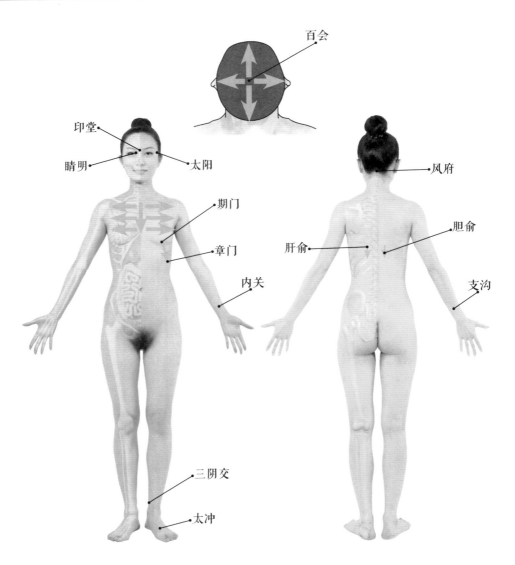

百会

印堂
睛明
太阳
期门
章门
内关
三阴交
太冲

风府
胆俞
肝俞
支沟

临床表现： 失眠，多梦，头昏，头痛，记忆力减退，注意力涣散，自控力下降，情绪低沉，食欲不振，性情急躁等。

刮痧基本步骤

刮痧体位：俯卧位和仰卧位。

刮痧的部位：头面部、背部、胸腹部、四肢。

刮痧的主要穴位：印堂、睛明、太阳、百会、风府、肝俞、胆俞、期门、章门、支沟、内关、三阴交、太冲。

刮痧基本操作

1. 压揉面部的印堂、睛明、太阳，每穴 1 ~ 3 分钟。

2. 以百会为中点，向前头和后头，沿着头部正中线向两边刮拭，每段 15 ~ 20 次。然后压揉两侧风府 1 ~ 3 分钟。

3. 刮拭背部两侧的膀胱经，主要从肝俞刮拭到胆俞区域，每侧 20 ~ 30 次。

4. 沿着胸部任脉循行路线，胸骨柄区域，10 ~ 20 次。

5. 从内向外，沿着肋骨走行的方向在肋间隙刮拭，每个肋间隙 10 ~ 20 次。重点刮拭周荣，注意避开乳头。

6. 刮拭胸腹两旁的肝经，从期门刮拭至章门，每侧 10 ~ 20 次，力道不宜过重。

7. 用单角刮法刮拭上肢外侧的支沟和内侧的内关，以及下肢内侧的三阴交，每穴刮拭 10 ~ 20 次。用刮痧板角部压揉太冲 1 ~ 3 分钟。

❮ 大师有话说 ❯

　　神经衰弱患者要树立治愈的信心，确立科学合理的作息制度。神经衰弱患者应按照作息时间安排生活和学习。在进行心理治疗和其他综合治疗的同时，对于饮食和营养也要特别注意。大脑需要的营养物质，除了脂类、蛋白质、糖类、氧气和水分以外，其他如维生素、钙、磷、钾、镁及微量元素等也是不可缺少的。

精神分裂症

精神分裂症患者一般意识清楚，智能基本正常，但部分患者在疾病过程中会出现认知功能的损害，思维、情感和行为之间互不协调。临床医学认为，精神分裂是由于脑内某种化学物质紊乱而引起的。

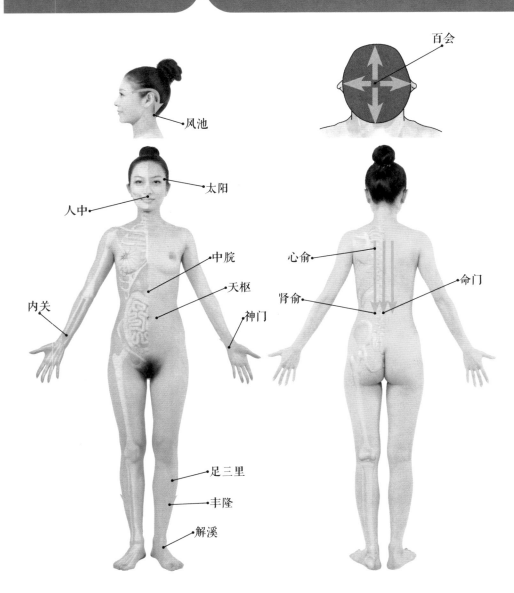

百会

风池

太阳

人中

中脘

天枢

内关

神门

心俞

肾俞

命门

足三里

丰隆

解溪

临床表现：妄想，幻觉，乱语，迟钝，沉默及非理性紧张行为。

刮痧基本步骤

刮痧体位：坐位、仰卧位和俯卧位。

刮痧的部位：头面部、背腰部、腹部、四肢。

刮痧的主要穴位：百会、太阳、风池、人中、命门、心俞、肾俞、内关、神门、中脘、天枢、足三里、丰隆、解溪。

刮痧基本操作

1. 以百会为中心，向四周发散式刮拭，3～5分钟。然后用刮痧板角部压揉百会、风池，每穴10～20次。

----

2. 从太阳沿着耳上缘做弧线刮痧，至风池，可分为两段进行，力道由轻到重，最后减力轻刮，每段20～30次。用刮痧板角部点压水沟，1～3分钟。

----

3. 刮拭背腰部的督脉，从身柱刮拭至命门，20～30次。

----

4. 刮拭背腰部两侧的膀胱经，往下经过心俞、肝俞、脾俞，至肾俞，每侧20～30次。

----

5. 用单角刮法刮拭腹部的中脘和天枢区域，每段10～20次。

----

6. 刮拭前臂的心包经与心经，心包经从内关向腕关节刮拭，心经经过通里刮至神门，每段10～20次。

----

7. 刮拭小腿上的胃经，从足三里到丰隆，短刮解溪，每段10～20次。

❰ 大师有话说 ❱

　　精神分裂症是一种非常严重的精神疾病，不仅影响患者本人，对其家人也会造成影响及负担，精神分裂症患者往往生活在自己的世界里。患者不要喝浓茶，因为茶中含有的鞣酸具有收敛作用，能减少肠道蠕动，加重便秘。烟中含有的尼古丁能降低抗精神病药物的疗效，因此患者应减少吸烟量。

癫痫

癫痫是一种不明原因的神经系统疾病，临床上表现多样，严重程度差异很大。所有病例均是由于大脑神经元异常放电引起短暂性、突发性大脑功能失常。临床认为，可能与遗传有关，也可能是产外伤、头外伤、酒精或药物中毒等。

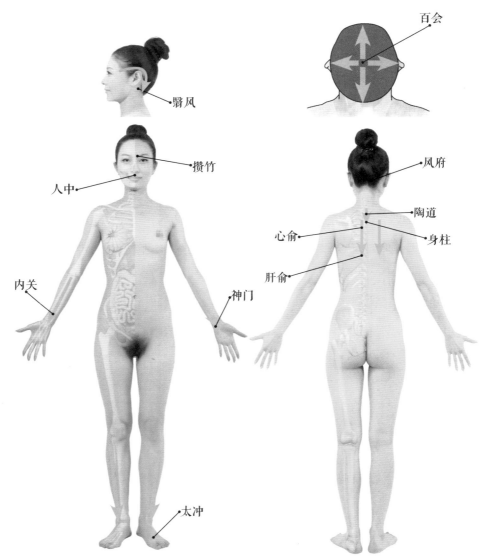

百会

翳风

攒竹

人中

风府

陶道

心俞

身柱

肝俞

内关

神门

太冲

临床表现：发作时精神恍惚，甚则意识丧失，两目上视，口吐涎沫，四肢抽搐，或发出吼叫声，醒后如常人。

刮痧基本步骤

刮痧体位：仰卧位和俯卧位。

刮痧的部位：头面部、背部、四肢。

刮痧的主要穴位：百会、风府、翳风、人中、攒竹、陶道、身柱、肝俞、心俞、内关、神门、太冲。

刮痧基本操作

1. 以百会为中心，向四周发散式刮拭，3～5分钟。然后用刮痧板角部压揉百会、风府、翳风、人中、攒竹，每穴10～20次。

2. 从太阳沿着耳上缘做弧线刮痧，至风池，可分为两段进行，力道由轻到重，最后减力轻刮，每段20～30次。用刮痧板角部点压水沟，1～3分钟。

3. 刮拭背部的督脉，从陶道到身柱，20～30次。

4. 刮拭背部两侧膀胱经，从心俞刮拭至肝俞，每侧20～30次。

5. 刮拭前臂前侧的心经与心包经，心包经从间使经过内关刮至腕关节，心经从通里刮至神门，每段10～20次。

6. 刮拭小腿外侧胃经，单角刮拭肝经的太冲，每段10～20次。

❦ 大师有话说 ❧

癫痫患者的工作不能太劳累，而且要有规律的休息。癫痫虽然随时都有可能发作，但癫痫患者要有适合自己的运动，锻炼身体，不仅可以调节大脑神经，而且有助于疾病的治疗。尽量少用兴奋性饮料，忌酒，饮酒可使神经系统高度兴奋，并使癫痫灶阈值降低，容易诱发癫痫发作。

胁痛

胁痛是指以一侧或两侧胁肋部疼痛为主要表现的病症，是临床上比较多见的一种自觉症状。胁痛是肝胆疾病中常见之症，临床有许多病症都是依据胁痛来判断其为肝胆病或系与肝胆有关的疾病。

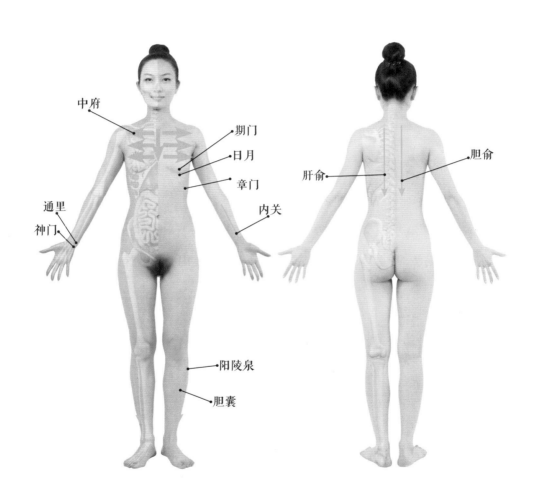

临床表现：发于一侧或同时发于两胁，疼痛表现为胀痛、窜痛、刺痛、隐痛，多为拒按，间有喜按者，常反复发作。

刮痧基本步骤

刮痧体位：坐位与仰卧位。

刮痧的部位：背部、胸胁部、下肢。

刮痧的主要穴位：肝俞、胆俞、中府、日月、章门、期门、通里、神门、内关、阳陵泉、胆囊。

刮痧基本操作

1. 沿着背部的膀胱经循行路线刮拭，主要刮肝俞至胆俞区域，每侧 20 ～ 30 次。

----

2. 用角刮法由内向外，沿着肋骨走行方向刮拭肋间隙，力道稍轻，每个肋间隙刮 10 ～ 20 次。注意避开乳头。

----

3. 用单角刮法刮拭中府、日月、章门、期门等，每穴 10 ～ 20 次。

----

4. 刮拭上肢每侧的心经与心包经循行区域，心经主要刮拭从通里到神门区域，心包经主要刮拭内关区域，每段 10 ～ 20 次。

----

5. 刮拭下肢外侧的胆经循行路线，主要从阳陵泉至光明，每侧 20 ～ 30 次。

----

6. 用单角刮法刮拭经外奇穴胆囊穴区域，每侧 10 ～ 20 次。

----

7. 刮拭足背的肝经循行路线，重点刮拭太冲区域，每侧 10 ～ 20 次。

❮ 大师有话说 ❯

　　饮食清淡，不吃肥甘的食物，食用茯苓红枣粥有一定改善作用。选择营养价值高的植物或动物蛋白，如牛奶、蛋类、鱼类、瘦肉或各种豆制品等。疼痛发作时应注意劳逸结合，以安静卧床休息为主，适宜有限的活动锻炼为辅。情绪稳定，心态平和，不可操之过急或漠然置之或自暴自弃。

抑郁症

抑郁症是一种常见的精神疾病，是一种心理障碍，影响患者生活，并导致其工作效率降低。至今，抑郁症的病因并不清楚，但可以肯定的是，生理、心理与社会环境等诸多方面因素均参与了抑郁症的发病过程。

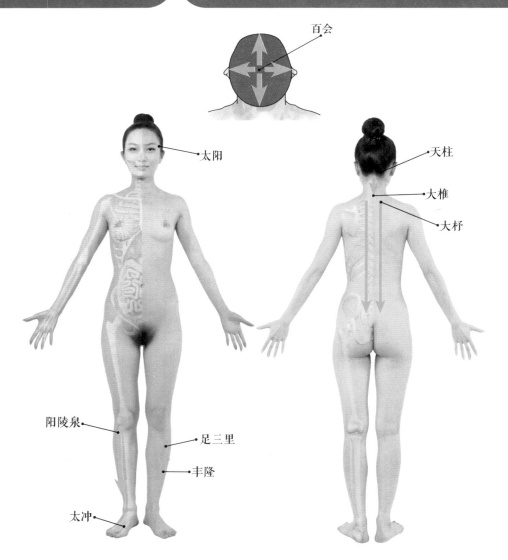

百会

太阳

天柱

大椎

大杼

阳陵泉

足三里

丰隆

太冲

临床表现：情绪低落，兴趣减低，悲观，思维迟缓，缺乏主动性，自责自罪，饮食差，睡眠差，担心自己患有各种疾病，感到全身多处不适，严重者可能出现自杀的念头和行为。

刮痧基本步骤

刮痧体位：坐位、俯卧位以及仰卧位。

刮痧的部位：头部、颈部、背腰部、下肢。

刮痧的主要穴位：百会、太阳、天柱、大椎、大杼、足三里、丰隆、阳陵泉、太冲。

刮痧基本操作

1. 以百会为起点，向四周放射性刮拭，每个方向 15 ~ 20 次。

2. 用刮痧板的角部压揉百会、太阳、天柱，每穴 1 ~ 2 分钟。

3. 从风府到大椎刮拭，重点刮哑门与大椎，20 ~ 30 次。颈椎棘突明显者，宜用刮痧板的边角由上自下依次点压每个椎间隙，3 ~ 5 次，以有酸胀感为宜。

4. 刮拭背部膀胱经，从大杼依次往下刮拭胸段、腰段以及腰骶段，每段 20 ~ 30 次，以出痧为度。

5. 刮拭下肢外侧的胃经以及胆经，胃经从足三里至丰隆，胆经从阳陵泉至光明，每段 20 ~ 30 次。

6. 刮拭足背的肝经循行区域，从中封刮至行间，每侧 10 ~ 20 次。压揉足三里、丰隆、阳陵泉、太冲。

❮ 大师有话说 ❯

　　抑郁症患者的房间要宽敞明亮，光线柔和，让人感到舒适安静、心情舒畅。平时适当地减减压，多寻求家人、朋友的支持帮助，及时处理好相应的生活事件。可以选择聊天、唱歌等方式宣泄不良情绪，避免过度的紧张劳累及情绪刺激。在治疗时，不要着急，只要坚持治疗是完全可以治愈的。

梅核气

梅核气，以咽中似有梅核阻塞、咯之不出、咽之不下、时发时止为主要表现的疾病。临床以咽喉中有异常感觉，但不影响进食为特征。多因情志不遂，精神抑郁，导致肝气调畅气机的功能失常，引起痰气互结，停聚咽喉部所致。

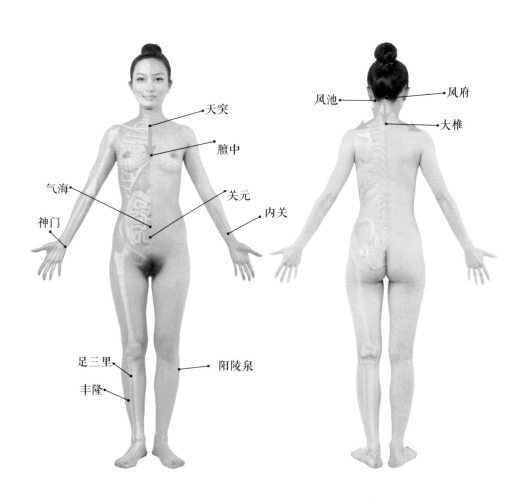

天突
膻中
气海
关元
神门
内关
足三里
阳陵泉
丰隆

风池
风府
大椎

临床表现：咽喉有异物感，梗塞不适，咯之不出，咽之不下。

刮痧基本步骤

刮痧体位：坐位和仰卧位。

刮痧的部位：颈部、胸部、四肢。

刮痧的主要穴位：风府、大椎、风池、天突、膻中、气海、关元、内关、神门、足三里、丰隆、阳陵泉。

刮痧基本操作

1. 刮拭颈部的督脉，从风府至大椎，10～20次。

---

2. 刮拭颈部两侧，从风池画弧往下经过肩井到达肩峰，可分为两段进行，每段10～20次。

---

3. 刮拭胸部正中任脉循行路线上的膻中区域，10～20次。点揉天突1～3分钟。

---

4. 刮拭腹部正中任脉循行路线上的气海到关元，10～20次。

---

5. 平刮前臂心包经循行路线上的内关以及心经循行路线上的神门，每段10～20次。

---

6. 刮拭小腿外侧胃经循行路线上的足三里到丰隆，每侧10～20次。

---

7. 刮拭小腿外侧胆经循行路线上的阳陵泉区域，每侧10～20次。

---

8. 用刮痧板角部点揉足部的照海与太冲，每穴1～3分钟。

◀ 大师有话说 ▶

梅核气患者切忌胡思乱想，保持心情开朗，积极乐观面对，对于疾病的恢复有极大帮助。生活上应加强自身修养，怡情怡性，注意克制冲动，避免情感过度变化。在饮食上，戒烟酒，少食肥甘厚腻及辛辣炙烤之品，防止变生痰湿。此外，家属、朋友及医护人员要关心患者，助其消除疑虑，增强治疗的信心。

胃脘痛

胃脘痛是以胃脘靠近心窝处疼痛为主，是临床上常见病与多发病之一，复发率高。引起胃脘痛的原因有很多，一般邪气犯胃所导致的胃脘疼痛多为急症；脏腑失调，胃痛反复发作，时轻时重为慢性。

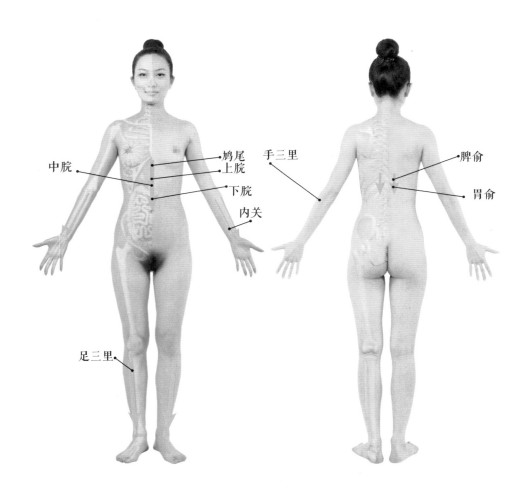

中脘
鸠尾
上脘
下脘
内关
手三里
脾俞
胃俞
足三里

临床表现：上腹胃脘部近心窝处发生疼痛，有胀痛、刺痛、隐痛、剧痛等不同的疼痛性质。常伴食欲不振、恶心呕吐、泛酸、嗳气吐腐等。

刮痧基本步骤

刮痧体位：坐位与卧位。

刮痧的部位：腰背部、腹部、四肢。

刮痧的主要穴位：脾俞、胃俞、上脘、中脘、下脘、鸠尾、手三里、内关、足三里。

刮痧基本操作

1. 刮拭背部膀胱经循行路线，从脾俞经胃俞往下刮拭至腰骶部，每侧20～30次。

- -

2. 在刮腹部之前，先用手按揉腹部，消除紧张情绪。刮拭腹部任脉的循行路线，主要从鸠尾至神阙穴上的部位，重点刮拭上、中、下三脘，10～20次。

- -

3. 刮拭腹部中线两侧的胃经，由上往下，力道均匀和缓，可重点刮拭天枢穴，每侧10～20次。

- -

4. 刮拭前臂外侧的大肠经循行区域，从曲池刮拭至手三里，每侧10～20次。

- -

5. 刮拭前臂的心包经循行路线，重点刮拭内关区域，每侧10～20次。

- -

6. 刮拭小腿外侧的胃经循行区域，重点刮拭足三里区域，每侧10～20次。

- -

❮ 大师有话说 ❯

　　胃痛不是小事，不及时治疗会很快发展成胃炎、胃癌，因此及时就医非常重要。经常胃痛的人群，平时应保持良好的生活习惯，注意劳逸结合、适当运动、清淡饮食，忌生冷、煎炒油炸、辛辣刺激、难消化的食物。要做到每餐食量适度，每日3餐定时，到了规定时间，不管肚子饿不饿都应主动进食，避免过饥或过饱。

慢性胃炎

慢性胃炎是以胃黏膜肺特异性慢性炎症为主要病理变化的胃病。慢性胃炎可由急性胃炎转变而来，也可因不良饮食习惯，长期服用对胃有刺激的药物，口、鼻、咽、幽门部位感染病灶以及自身免疫性疾病等原因所导致。

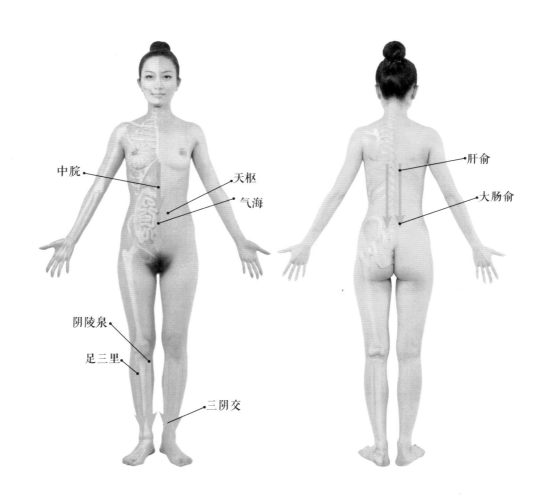

中脘

天枢

气海

肝俞

大肠俞

阴陵泉

足三里

三阴交

临床表现：上腹隐痛，食欲缺乏，餐后饱胀，消化不良，反酸嗳气。

刮痧基本步骤

刮痧体位：俯卧位和仰卧位。

刮痧的部位：背腰部、腹部、四肢。

刮痧的主要穴位：肝俞、大肠俞、中脘、气海、天枢、章门、足三里、阴陵泉。

刮痧基本操作

1. 刮拭背腰部的督脉，主要从至阳往下刮拭胸段和腰段，20～30次。

- -

2. 刮拭背腰部督脉旁的膀胱经，主要从膈俞开始往下，经过肝俞往下刮拭至大肠俞以下，每侧20～30次。

- -

3. 刮拭腹部正中的任脉，上腹部主要刮拭中脘，下腹部主要刮拭气海，每段10～20次。

- -

4. 刮拭腹部两侧的胃经，从肋下缘刮拭至天枢，每侧10～20次。然后压揉肝经上的章门，1～2分钟。

- -

5. 刮拭下肢外侧的胃经，主要从足三里到丰隆，每侧10～20次，重点刮拭足三里。

- -

6. 刮拭下肢内侧的脾经，主要从阴陵泉到三阴交，每侧10～20次，重点刮拭阴陵泉。

- -

◈ 大师有话说 ◈

胃炎患者要吃一些蔬菜、水果，以增加胃黏膜的抗氧化能力；少吃酱瓜、咸鱼、香肠、臭豆腐等腌制过的食物。每天抽出30分钟左右的时间做运动，可以帮助疏解压力，同时也能增强体质，增强胃肠动力。保持精神舒畅愉快，情绪稳定，预防情志刺激。

食欲不振

食欲不振是指对食物缺乏需求的欲望，严重的食欲不振称为厌食。发生的原因有感受外邪、受风伤寒、饮食不节、饥饱失常、情绪刺激、劳倦过度，或是慢性脾胃性疾病导致脾胃气机阻滞、胃失和降、脾胃虚寒而诱发本病。

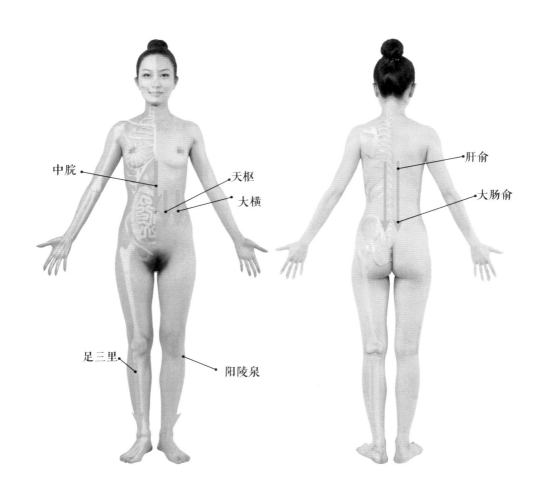

中脘　天枢　大横　足三里　阳陵泉　肝俞　大肠俞

临床表现：食量减少或食后伴有恶心、反酸 等，口苦咽干，或腹中空空，似饥非饥，似痛非痛，胸闷懊恼，食不香，口淡无味。

刮痧基本步骤

刮痧体位：仰卧位与俯卧位。

刮痧的部位：腰背部、腹部、小腿。

刮痧的主要穴位：肝俞、大肠俞、上脘、中脘、下脘、天枢、大横、足三里、阳陵泉。

刮痧基本操作

1. 刮拭脊柱两侧的膀胱经，从肝俞往下经过胆、脾、胃、肾的背俞穴刮拭至大肠、小肠的背俞穴，每侧 20 ~ 30 次。若是条件允许，可在刮痧后进行走罐，以提高消化功能。

----

2. 在刮拭腹部之前，先用手按揉腹部，消除紧张情绪。用角刮法刮拭腹部任脉循行路线，主要刮上、中、下三脘。

----

3. 刮拭腹部任脉旁边的胃经与脾经的循行路线，主要从肋弓缘下至天枢、大横，每侧 15 ~ 20 次。

----

4. 绕着肚脐顺时针刮拭 5 ~ 10 次。

----

5. 刮拭小腿外侧的胃经循行区域，重点刮拭足三里，每侧 15 ~ 20 次。

----

6. 刮拭小腿外侧的胆经，重点刺激阳陵泉，每侧 15 ~ 20 次。

❮ 大师有话说 ❯

　　食欲不振有可能是天气的原因，还有可能是肠胃疾病的因素。要养成良好的饮食习惯，一定要吃早餐，早餐一定要吃好。要多喝水，尤其是在夏天的时候。如果人体缺乏大量的水，很容易引发食欲不振的现象，可以多补充一些水分。

消化不良

消化不良实际上是胃脘部不适的总称，提示在消化、吸收的过程中受到某种因素的干扰。中医认为，多因肝郁气滞、饮食不节、久病体虚、脾胃功能减退等所导致。

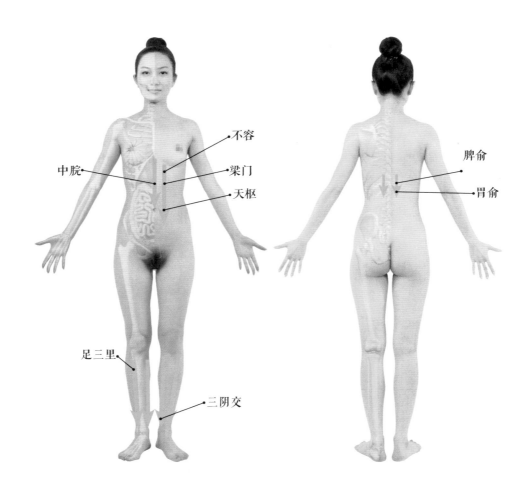

中脘　不容　梁门　天枢　足三里　三阴交　脾俞　胃俞

临床表现：腹胀，嗳气，恶心，呕吐，食欲不振，腹泻或便秘，完谷不化。

刮痧基本步骤

刮痧体位：俯卧位和仰卧位。

刮痧的部位：背部、腹部、下肢。

刮痧的主要穴位：脾俞、胃俞、中脘、不容、梁门、天枢、足三里、三阴交。

刮痧基本操作

1. 刮拭背部两侧的膀胱经循行路线，主要刮拭脾俞和胃俞区域，每侧 20～30 次，以局部有温热感或有出痧为宜。

2. 刮拭腹部正中的任脉，主要刮拭上腹部的上、中、下三脘，15～20 次，以局部有温热感或有出痧为宜。可压揉中脘。

3. 刮拭腹部任脉两侧的胃经，从不容往下经过梁门刮拭至天枢，每侧 10～20 次，以局部有温热感或有出痧为宜。重点压揉不容、梁门、天枢。

4. 刮拭下肢外侧胃经上的足三里区域，每侧 10～20 次。

5. 刮拭下肢内侧脾经上的三阴交区域，每侧 10～20 次。

❮ 大师有话说 ❯

　　消化不良人群需要改变一下自己的饮食习惯，均衡搭配，吃饭时做到细嚼慢咽。还要注意养成良好的生活作息习惯，不熬夜，不乱用药，坚持运动。饮食不洁是导致消化不良的因素之一，其可引起多种胃肠道疾病，出现腹泻、呕吐或痢疾等。生活中，腐败变质、腌制霉变及不净不洁的食物不可食用，避免胃脘受寒凉。

腹痛

腹痛是以胃脘以下、耻骨联合以上的部位发生疼痛为主要表现的病症。在临床上，内科腹痛不包括外科和妇科疾病导致的腹痛，常见于肠痉挛、不完全性肠梗阻等。临床以实证多见，虚证少见，虚实夹杂较为常见。

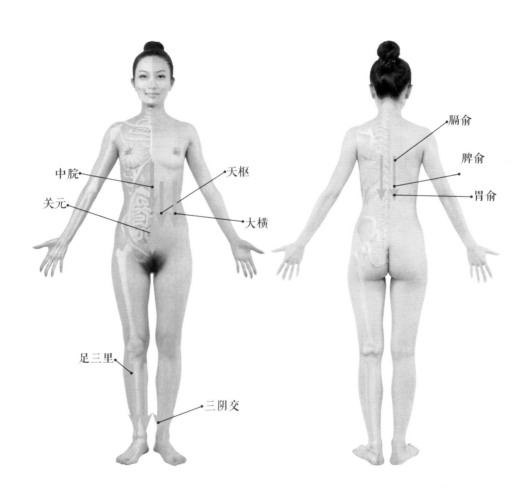

中脘　关元　天枢　大横　足三里　三阴交

膈俞　脾俞　胃俞

临床表现：腹部隐痛、胀痛、冷痛、灼痛、绞痛、刺痛，腹部外无胀大，腹壁按之柔软，可有压痛，但无反跳痛，其痛可呈持续性，亦可时缓时急，时作时止，或反复发作。

刮痧基本步骤

刮痧体位：仰卧位与俯卧位。

刮痧的部位：背部、腹部、下肢。

刮痧的主要穴位：膈俞、脾俞、胃俞、关元、天枢、大横、足三里、三阴交、中脘。

刮痧基本操作

1. 直刮背部的膀胱经，从膈俞刮拭至大肠俞，重点刮拭膈俞、脾俞与胃俞，每侧 20 ~ 30 次。

2. 在刮拭腹部之前，先用手按揉腹部，消除紧张情绪。刮拭腹部正中的任脉，自上往下，从上脘往下刮拭至关元、中极，要注意绕开肚脐。

3. 刮拭腹部任脉两侧的胃经，自上而下，重点刮拭天枢，每侧 15 ~ 20 次。

4. 刮拭腹部胃经旁边的脾经，自上而下，重点刮拭大横，每侧 15 ~ 20 次。

5. 绕着肚脐周围顺时针刮拭 5 ~ 10 次。

6. 刮拭小腿外侧胃经循行的区域，重点刮拭足三里，每侧 15 ~ 20 次。

7. 刮拭小腿内侧脾经循行的区域，重点刮拭三阴交，每侧 15 ~ 20 次。

❧ 大师有话说 ❧

　　腹痛患者平时要养成良好的饮食习惯，三餐要定时定量，不能在睡前进食，也不要暴饮暴食，少吃一些刺激性的食物。平时多吃一些富含蛋白质和维生素的食物，如瘦肉、鱼、绿叶蔬菜、胡萝卜、红枣等。土豆、南瓜、甜品等可能会引起壅阻气机的食物，一些油腻的、油炸的食物最好不要吃。

慢性阑尾炎

慢性阑尾炎是指因阑尾管壁纤维组织增多，管腔部分狭窄或闭合，与周围粘连形成等病理变化，引起的慢性炎症性疾病。

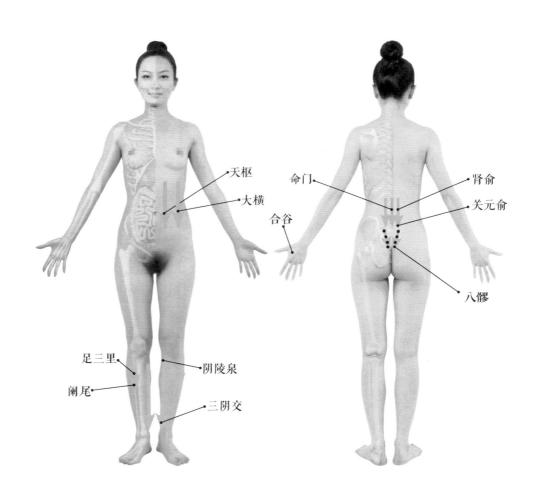

天枢
大横
足三里
阑尾
阴陵泉
三阴交

命门
合谷
肾俞
关元俞
八髎

临床表现：反复发作的右下腹疼痛，伴有恶心、腹胀、腹泻、便秘等。

刮痧基本步骤

刮痧体位：俯卧位和仰卧位。

刮痧的部位：腰骶部、腹部、四肢。

刮痧的主要穴位：命门、肾俞、八髎、关元俞、天枢、大横、合谷、足三里、阑尾、阴陵泉、三阴交。

刮痧基本操作

1. 刮拭腰部的督脉，从命门往下刮拭至腰骶部，20～30次。

----

2. 刮拭背部两侧的膀胱经，从肾俞往下经过大肠俞刮拭至关元俞，然后刮拭八髎的区域，每段20～30次。

----

3. 刮拭腹部两侧的胃经，主要刮拭天枢区域，15～20次。

----

4. 刮拭腹部两侧的脾经，主要刮拭大横区域，每侧15～20次。

----

5. 用刮痧板角部点压合谷1～3分钟。

----

6. 刮拭小腿外侧，从足三里刮拭至经外奇穴阑尾，每侧15～20次。

----

7. 刮拭小腿内侧脾经，从阴陵泉至三阴交，重点刮拭阴陵泉与三阴交局部区域，每侧15～20次。

❧ 大师有话说 ❧

平时注意避免暴饮暴食，禁止饭后立即运动，避免长久性站立，多吃蔬菜、水果，多喝水，防止便秘，提高自身免疫力以降低阑尾炎的发作。保持乐观，心情舒畅。如果总处于忧郁、紧张的生活状态中，也会降低免疫力而诱发阑尾炎的发作。

腹泻

腹泻是指排便次数增多，粪便稀薄，甚至泻出如水样的一种病症。腹泻的主要病变在于脾胃功能障碍，引起这种变化的原因很多，有外邪的影响，还有脾胃本身虚弱，或是肾阳不足等，这些都可以导致脾胃功能的失常。

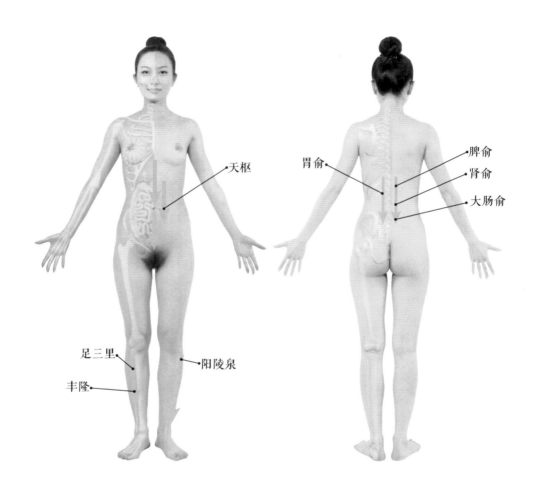

天枢

胃俞

脾俞

肾俞

大肠俞

足三里

阳陵泉

丰隆

临床表现：排便次数明显增多，粪质稀薄，水分增加，每日排便量超过 200 克，或含未消化食物，或脓血、黏液便。

刮痧基本步骤

刮痧体位：俯卧位和仰卧位。

刮痧的部位：腰背部、腹部、下肢。

刮痧的主要穴位：脾俞、胃俞、大肠俞、肾俞、天枢、足三里、丰隆、阳陵泉。

刮痧基本操作

1. 刮背部脊柱旁开 1.5 寸的膀胱经，从脾俞刮拭至大肠俞，重点刮拭脾俞、胃俞、肾俞与大肠俞，每侧 20 ~ 30 次。

2. 在刮腹部之前，先用手按揉腹部，消除紧张情绪。刮拭腹部的任脉，从上到下，从上脘至关元、中极，20 ~ 30 次为宜。中间注意避开肚脐。

3. 用角刮法刮拭腹部的胃经循行区域，每侧 20 ~ 30 次，可重点压揉天枢。

4. 在肚脐周围逆时针刮拭 5 ~ 10 圈。或用拇指指腹点按肚脐周围的痛点。

5. 刮拭小腿外侧的胃经，从上到下，每侧 15 ~ 20 次，可重点压揉足三里、丰隆。

6. 刮拭下肢外侧的胆经，以膝关节为界，分上下两段进行，每侧 15 ~ 20 次，可重点压揉阳陵泉。

◀ 大师有话说 ▶

　　无论是什么原因导致的腹泻，饮食上都得做出调整，远离油腻、甜腻、辛辣、生冷食物，尽量选择容易消化的食物。在日常生活中，还要多注意个人卫生，勤洗手，室内注意通风。不要喝牛奶，因为牛奶虽不含膳食纤维，但能在肠道中增加残渣，让病情加重。如出现其他不适，应尽快就医。

呕吐

呕吐是多种原因引起胃失和降，气逆于上，迫使胃中之物从口中吐出的一种病证。临床以有物有声谓之呕，有物无声谓之吐，无物有声谓之干呕，两种同时出现，合称呕吐。

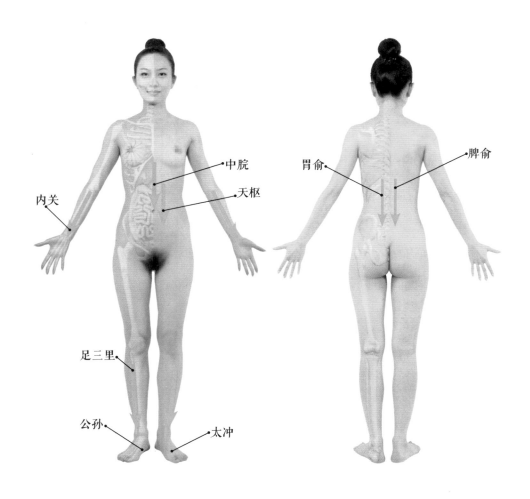

内关

中脘

天枢

胃俞

脾俞

足三里

公孙

太冲

临床表现：食后或吐前胃脘胀满，吐后转舒，呕吐与进食时间相距较长，吐出量一般较多。

刮痧基本步骤

刮痧体位：俯卧位和仰卧位。

刮痧的部位：腰骶部、腹部、四肢。

刮痧的主要穴位：天枢、脾俞、胃俞、中脘、内关、足三里、公孙、太冲。

刮痧基本操作

1. 刮拭腰部的督脉，从天枢刮拭至腰骶部，20 ～ 30 次。

2. 刮拭腰部两侧的膀胱经，从脾俞经过胃俞往下刮拭至腰骶部，每侧20 ～ 30 次，重点刮拭脾俞、胃俞，以有出痧为宜。

3. 刮拭上腹部的任脉循行区域，主要刮拭上、中、下三脘，10 ～ 20 次。

4. 刮拭腹部两侧的胃经循行区域，主要刮拭天枢区域，每侧 10 ～ 20 次。

5. 刮拭前臂心包经循行区域，主要刮拭内关穴区域，每侧 10 ～ 20 次。

6. 刮拭小腿外侧胃经循行区域，主要以足三里区域为主，每侧 10 ～ 20 次。点揉足部公孙、太冲 1 ～ 2 分钟。

◀ 大师有话说 ▶

呕吐后要喝水冲洗喉咙，否则容易被胃液烧伤喉咙。需要注意的是，应该少量多次喝水，否则容易受到刺激而再次呕吐。如果呕吐多时，还需适当补充电解质（喝淡盐水），注意休息。呕吐不止的患者应卧床休息，密切观察病情变化。

呃逆

呃逆是由于不同原因引起的不自主膈肌间歇性收缩的症状。在危重疾病的过程中突然出现持续不断的膈肌痉挛，常预示病情趋向恶化。中老年人以及冠心病患者在无明显诱因的情况下突然出现呃逆，要警惕心肌梗死的可能性。

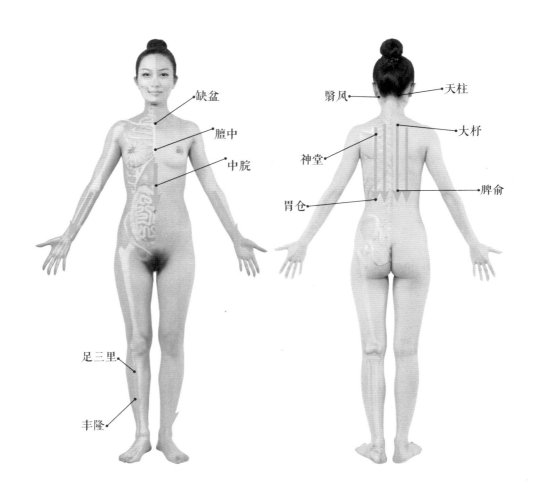

缺盆
膻中
中脘
足三里
丰隆

翳风
天柱
大杼
神堂
脾俞
胃仓

临床表现：喉间呃呃连声，声音短促，频频发出，不能自止。

刮痧基本步骤

刮痧体位：俯卧位和仰卧位。

刮痧的部位：颈部、背部、胸腹部、四肢。

刮痧的主要穴位：天柱、翳风、大杼、脾俞、神堂、胃仓、缺盆、膻中、中脘、足三里、丰隆。

刮痧基本操作

1. 用角刮法对颈部的天柱和翳风进行刮拭，每穴 10 ~ 20 次。

2. 刮拭背部两旁的膀胱经循行区域，第一条侧线从大杼经过膈俞刮拭至脾俞，第二条侧线从神堂刮拭至胃仓，每段 20 ~ 30 次。

3. 刮拭锁骨两侧的缺盆，每侧 10 ~ 20 次。

4. 刮拭胸腹部任脉循行区域，膻中区域和中脘区域，每段 10 ~ 20 次。

5. 平刮前臂心包经循行路线上的内关区域，每侧 10 ~ 20 次。

6. 刮拭小腿外侧胃经循行区域，从足三里刮拭至丰隆，每侧 10 ~ 20 次。

❦ 大师有话说 ❦

要学会做深呼吸，每天 2 次，每次 10 ~ 15 分钟，以使痉挛的膈肌得到放松，从而缓解呃逆。进餐时取舒适的体位，放松紧张情绪，缓慢进食，液体和固体食物交替。饮食有规律，不偏食偏嗜，宜食用易消化的高碳水化合物、高蛋白、低脂肪的半流质或流质饮食，宜少量多餐，忌辛辣、肥甘厚味等食品。

便秘

便秘是指由于大肠传导功能失常导致的以大便排出困难、排便时间或排便间隔时间延长为临床特征的一种大肠病证。引起功能性便秘的原因有饮食不当、生活压力过大、精神紧张、滥用泻药、结肠运动功能紊乱、年老体虚等。

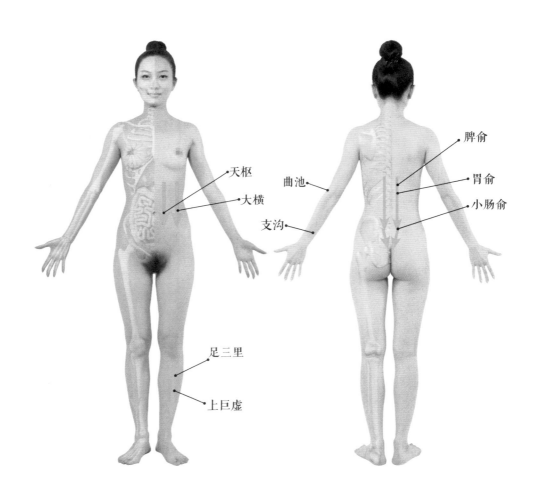

天枢
大横
曲池
支沟
脾俞
胃俞
小肠俞
足三里
上巨虚

临床表现：排便次数减少，粪便量减少，粪便干结，排便费力等。

刮痧基本步骤

刮痧体位：坐位与俯卧位。

刮痧的部位：腰背部、腹部、四肢。

刮痧的主要穴位：脾俞、胃俞、小肠俞、天枢、大横、曲池、支沟、足三里、上巨虚。

刮痧基本操作

1. 刮拭脊柱两侧的膀胱经，从脾俞、胃俞刮至小肠俞，每侧 20 ~ 30 次。
----
2. 刮拭八髎区域，10 ~ 20 次，以有温热感为宜。
----
3. 在刮腹部之前，先用手按揉腹部，消除紧张情绪。用角刮法在腹部的胃经上刮拭，可稍用点力，从天枢刮至水道，每侧 15 ~ 20 次为宜。
----
4. 用角刮法刮拭腹部的脾经，从大横至腹结穴，每侧 15 ~ 20 次。然后可用手掌在脐下顺时针摩擦腹部 5 ~ 10 圈。
----
5. 刮拭前臂外侧的大肠经循行区域，主要从曲池至偏历，每侧 10 ~ 20 次，重点刮曲池。
----
6. 用单角刮法刮三焦经上的支沟穴区，20 ~ 30 次，也可压揉。
----
7. 刮拭下肢小腿外侧的胃经循行区域,主要从足三里至上巨虚，每侧 20 ~ 30 次。

❮ 大师有话说 ❯

便秘人群需要调整饮食结构和生活习惯，三餐定时，多吃杂粮、粗粮，多喝水。进行适当的体力活动，加强体育锻炼，比如仰卧屈腿、深蹲起立、骑自行车等都能加强腹部的运动。孕妇应该积极地散步，做些轻度的家务来活动身体，促进胃肠蠕动，有助于促进排便。

痔疮

痔疮是常见的肛肠疾病，指直肠下段黏膜和肛管皮肤下静脉丛瘀血、扩张和屈曲形成的柔软静脉团。如发生在肛门内的叫内痔，在肛门外的叫外痔。多因久坐、久立、负重远行或饮食失调、嗜食辛酸甘肥、泻痢日久等所导致。

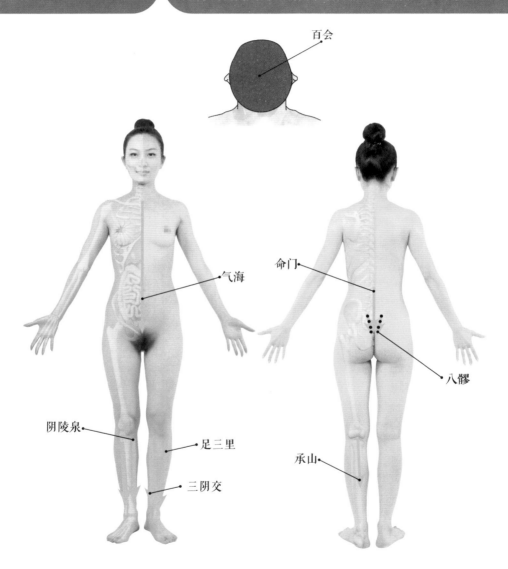

百会

气海

命门

八髎

阴陵泉

足三里

三阴交

承山

临床表现：主要为便血，性质为无痛、间歇性、便后出血，便时滴血或手纸上带血。

刮痧基本步骤

刮痧体位：俯卧位和仰卧位。

刮痧的部位：头部、腰骶部、腹部、下肢。

刮痧的主要穴位：百会、命门、八髎、气海、承山、足三里、阴陵泉、三阴交。

刮痧基本操作

1. 刮拭腰骶部的督脉，从命门至长强，可分两段刮拭，每段 20 ～ 30 次。

2. 局部刮拭头部的百会，20 ～ 30 次，以局部有温热感为宜。

3. 刮拭骶部的八髎区域，每侧 20 ～ 30 次，以局部有温热感或出痧为宜。

4. 刮拭腹部正中的任脉，主要从气海往下短刮，10 ～ 20 次。

5. 刮拭小腿后侧膀胱经，委中至承山，每侧 10 ～ 20 次。重点压揉承山。

6. 刮拭小腿外侧胃经上的足三里区域，每侧 10 ～ 20 次。

7. 刮拭小腿内侧脾经，从阴陵泉到三阴交，每侧 10 ～ 20 次。

◄ 大师有话说 ►

我国素有"十人九痔"的说法，说明痔疮的发病率是非常高的，尤其在春季更易多发。养成良好的排便习惯很重要，大便时间不宜过长，要改掉排便时看书、玩手机等不良习惯。因蹲下来的排便姿势容易诱发痔疮以致脱肛，所以建议坐便。

尿失禁

尿失禁是指因膀胱括约肌损伤或神经功能障碍而丧失排尿自控能力，使尿液不自主地流出的病证。尿失禁的发生，主要是由于在膀胱贮尿期，膀胱内压力超过了尿道阻力，尿液就会失去控制。

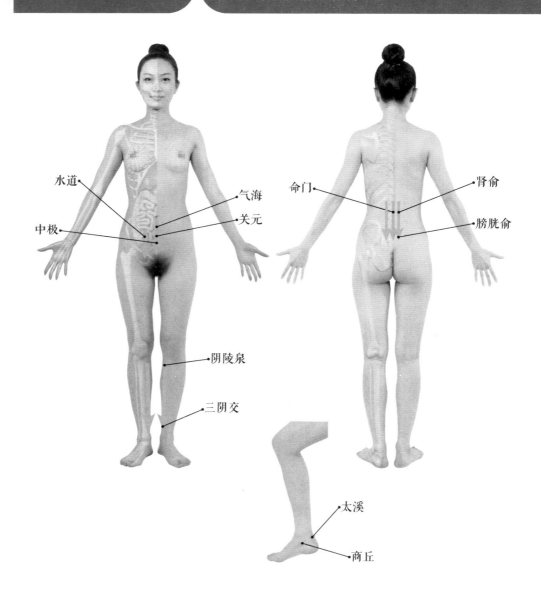

水道
气海
关元
中极
命门
肾俞
膀胱俞
阴陵泉
三阴交
太溪
商丘

临床表现：尿液不自主地流出，无自控排尿能力。

刮痧基本步骤

刮痧体位：仰卧位和俯卧位。

刮痧的部位：腰骶部、腹部、下肢。

刮痧的主要穴位：命门、肾俞、膀胱俞、气海、关元、中极、水道、阴陵泉、三阴交、商丘、太溪。

刮痧基本操作

1. 刮拭腰骶段的督脉，从命门往下刮拭至腰骶部，20 ~ 30 次。

----

2. 刮拭腰骶部两侧的膀胱经，从肾俞往下刮拭至膀胱俞，每侧 20 ~ 30 次，重点刮拭肾俞和膀胱俞。

----

3. 刮拭腹部正中的任脉，从气海往下经过关元刮拭至中极，10 ~ 20 次。

----

4. 刮拭腹部两侧的胃经，主要经过水道往下刮拭，每侧 10 ~ 20 次。

----

5. 刮拭小腿内侧脾经上的循行区域，从阴陵泉刮拭至三阴交，每侧 10 ~ 20 次。然后沿着经络循行刮拭商丘区域，每侧 10 ~ 20 次。

----

6. 刮拭足踝部肾经循行区域上的太溪区域，每侧 10 ~ 20 次。

❖ 大师有话说 ❖

尿失禁患者平时可以做提肛的动作，具体为屏气时提收盆底肌 2 ~ 6 秒，呼气时放松肛门 2 ~ 6 秒，一收一放为一次，反复做 10 分钟，每天可多做几次。要保持大便通畅，避免用力而增加腹压。少憋尿，解小便时不要用腹部力量。在打喷嚏、咳嗽、提重物或弹跳时，应事先紧缩括约肌，以免尿液外漏。

脑卒中后遗症

脑卒中是以突然口眼㖞斜、言语含糊不利、肢体出现运动障碍、不省人事为特征的一类疾病。中医认为本病多因平素气血虚衰，在心、肝、肾三经阴阳失调的情况下，情志郁结，起居失宜所致。

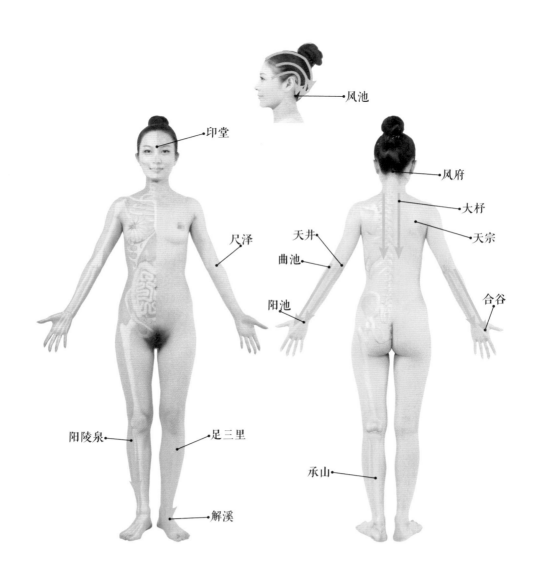

风池

印堂

尺泽

风府

大杼

天宗

天井

曲池

阳池

合谷

阳陵泉

足三里

承山

解溪

临床表现：头痛，呕吐，眩晕，口角流涎，说话困难，吞咽呛咳等。

刮痧基本步骤

刮痧体位：坐位和俯卧位。

刮痧的部位：头面部、背腰部、四肢。

刮痧的主要穴位：印堂、风府、风池、大杼、天宗、曲池、合谷、天井、阳池、尺泽、足三里、阳陵泉、承山、解溪。

刮痧基本操作

1. 刮拭前额部，力道要轻，2～3分钟。用刮痧板角部轻压揉印堂、睛明，每穴10～20次。

2. 刮拭头部三条线，一条从上星经过百会刮至风府，一条从头维刮至天柱，一条从太阳经过率谷至风池，每条刮10～20次。然后压揉头部重要腧穴。

3. 刮拭背腰部督脉旁1.5寸的膀胱经第一侧线，从大杼开始，依次刮拭胸段、腰段以及腰骶段，每段20～30次。

4. 局部刮拭天宗区域，20～30次。

5. 刮拭手部大肠经与三焦经循行路线，大肠经从曲池经手三里至合谷，三焦经从天井经外关至阳池。每段15～20次。然后用单角刮法刮拭尺泽15～20次。

6. 刮拭下肢外侧的胃经与胆经，胃经从足三里到解溪，胆经从阳陵泉到光明，每段15～20次。然后用单角刮法刮拭阳陵泉、承山、解溪，每穴10～20次。

❦ 大师有话说 ❦

要按时睡、定时起，保证8小时以上足够的睡眠。运动形式有多种，如气功、太极拳、保健操等，但其中最简便易行的为散步，微微出汗即可。早上起床及白天进行各种运动后，要注意饮水，以补充因出汗、呼吸等排出的水分，保证血液中水分含量的相对稳定状态。

高血压

高血压是以动脉血压升高，尤其是舒张压持续升高为特点的全身慢性血管疾病，静息状态下动脉收缩压大于140mmHg和(或)舒张压大于90mmHg。多因忧思过度、强烈精神刺激，或吃过多油腻之品、过度吸烟饮酒等造成。

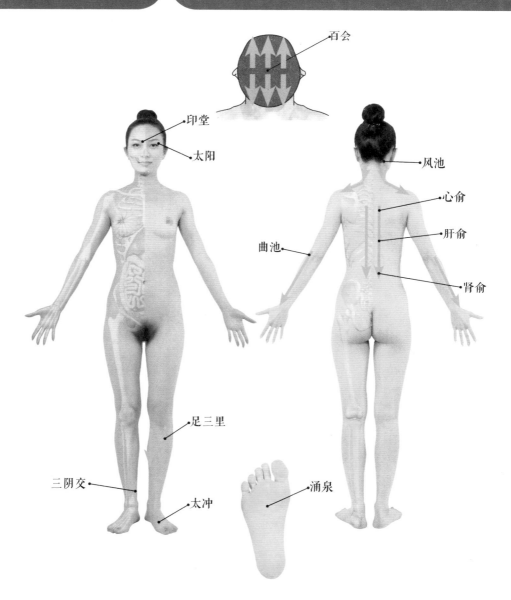

百会

印堂

太阳

风池

心俞

肝俞

曲池

肾俞

足三里

三阴交

太冲

涌泉

临床表现：头痛，头晕，头胀，耳鸣，眼花，失眠，心悸等。

刮痧基本步骤

刮痧体位：坐位和俯卧位。

刮痧的部位：头部、颈肩部、腰背部、四肢。

刮痧的主要穴位：百会、风池、太阳、印堂、心俞、肾俞、肝俞、曲池、足三里、三阴交、太冲、涌泉。

刮痧基本操作

1. 以百会为界，后头部从百会到风府和百会到两边风池的区域，前头部从百会到上星和百会到两边头维的区域，各 2 ~ 3 分钟。

2. 从太阳沿着耳上缘做弧线刮痧，至风池，力道由轻到重，最后减力轻刮，每侧 20 ~ 30 次。然后压揉头面部腧穴，如百会、太阳、风池、印堂，每穴 10 ~ 20 次。

3. 刮拭颈肩部，先从风府到大椎，再从天柱到大杼，最后从风池经过肩井至肩峰。每条 20 ~ 30 次。

4. 刮拭背腰部的膀胱经，主要从心俞经肝俞至肾俞，20 ~ 30 次。

5. 刮拭前臂肺经循行上的曲池到手三里，10 ~ 20 次。重点压揉曲池。

6. 刮拭下肢外侧胃经上的足三里至丰隆 20 ~ 30 次，重点压揉足三里。以单角刮法刮拭三阴交、太冲区域 10 ~ 20 次。刮拭或点压涌泉区域 1 ~ 2 分钟。

❰ 大师有话说 ❱

　　高血压患者应在医生的指导下用药，勿滥用或停用药物。注意防寒保暖，天气变化时要及时更换衣着，特别是严冬季节，清晨起床或夜间临厕时更应多加小心。饮食宜清淡而富于营养，忌肥甘、辛、辣、过咸、油腻。高血压患者每天食盐不宜超过 6 克，少吃味精。忌烟酒。

低血压

低血压是指按照常规测量的方法，成人肱动脉收缩压低于90mmHg、舒张压低于60mmHg。根据病因可分为生理性和病理性低血压，根据起病形式可分为急性和慢性低血压。

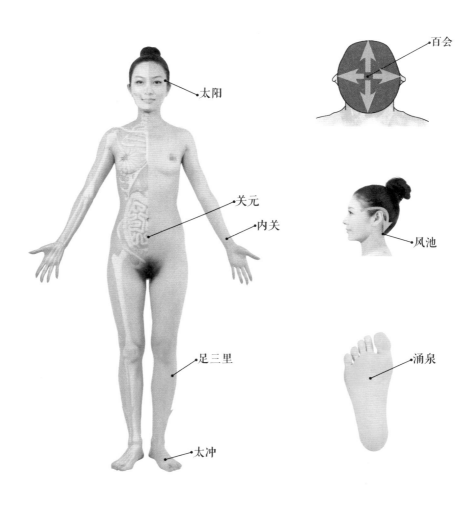

太阳

百会

关元

内关

风池

足三里

涌泉

太冲

临床表现：头晕，目眩，耳鸣，乏力，气短，手足发凉，自汗，健忘等。

刮痧基本步骤

刮痧体位：仰卧位和俯卧位。

刮痧的部位：头部、腹部、四肢。

刮痧的主要穴位：百会、风池、太阳、关元、内关、足三里、太冲、涌泉。

刮痧基本操作

1. 以百会为中心，向四周发散式刮拭，3～5分钟。然后用刮痧板角部压揉百会、风池，每穴10～20次。

2. 从太阳沿着耳上缘做弧线刮痧，至风池，力道由轻到重，最后减力轻刮，每侧20～30次，可使头部放松舒适。

3. 刮拭下腹部任脉循行区域上的关元区域，10～20次。

4. 刮拭前臂的心包经循行区域，从内关往腕关节方向刮拭，每侧10～20次。

5. 刮拭小腿外侧胃经循行区域和足部肝经循行区域，胃经经过足三里往下刮拭，肝经刮拭太冲区域，每段10～20次。

6. 用刮痧板角部点压涌泉，力道稍重，1～2分钟。

◆ 大师有话说 ◆

　　低血压饥饿时出现头晕者要随身携带糖果或巧克力。保持规律生活，避免过劳、熬夜，睡觉时枕头不宜过低。在身体允许的情况下多做一些有氧运动，如简单的瑜伽动作，可改善身体各个部位的不适。体位性低血压者应避免做久站或多体位变化的运动。

糖尿病

糖尿病是由遗传基因决定的全身慢性代谢性疾病，由于体内胰岛素的相对不足和绝对不足而引起糖、脂肪和蛋白质紊乱。中医认为，本病的病机主要在于阴津亏损，燥热偏盛，而以阴虚为本、燥热为标，两者互为因果。

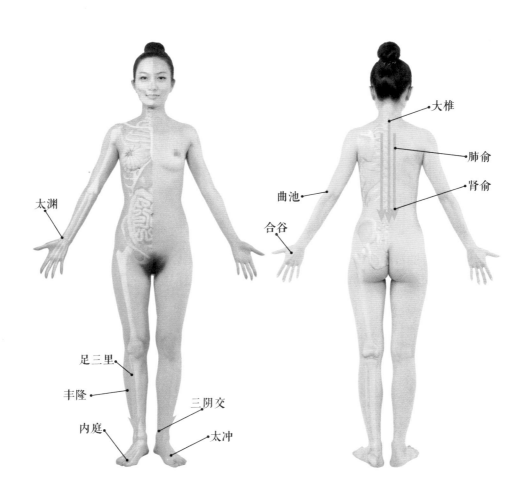

太渊

曲池

合谷

大椎

肺俞

肾俞

足三里

丰隆

内庭

三阴交

太冲

临床表现：多尿，烦渴多饮，多食，消瘦等。

刮痧基本步骤

刮痧体位：仰卧位和俯卧位。

刮痧的的部位：背腰部、腹部、四肢。

刮痧的主要穴位：大椎、肾俞、肺俞、曲池、合谷、太渊、足三里、丰隆、三阴交、内庭、太冲。

刮痧基本操作

1. 刮拭背腰部的督脉，主要刮拭从大椎至命门区域，20~30次。

2. 刮拭督脉旁的膀胱经，主要刮拭从肺俞至肾俞区域，20~30次。可局部刮拭大椎、肾俞区域，每穴20~30次。

3. 刮拭腹部的任脉，主要从中脘到关元，分两段进行，一段刮上、中、下脘，一段刮气海到关元，每段20~30次。

4. 刮拭手掌上的鱼际，每侧10~20次。

5. 用单角刮法刮拭曲池、合谷、太渊区域，每穴10~20次。

6. 刮拭小腿外侧的胃经，主要从足三里到丰隆，20~30次，重点刮拭足三里。

7. 用压揉法或单角刮法刮拭三阴交、内庭、太冲区域，每穴10~20次。

❖ 大师有话说 ❖

糖尿病人群应严格控制饮食，一日三餐七成饱，限制糖、盐的摄取，严禁抽烟、饮酒等不良习惯。合理搭配食物，满足人体所需营养，以利健康长寿。缺乏锻炼也会引起人体内血糖升高，因此要适量地进行运动，比如慢跑、打太极拳、骑自行车等，这些运动都有助于提高免疫力，使身体保持较好的代谢水平。

国医大师图说刮痧

冠心病

冠状动脉粥样硬化性心脏病，简称冠心病，是由冠状动脉发生粥样硬化而使冠状动脉管腔狭小或阻塞，导致心肌缺血缺氧而引起心脏病。多发生于40岁以上，男性多于女性，脑力劳动者多于体力劳动者。

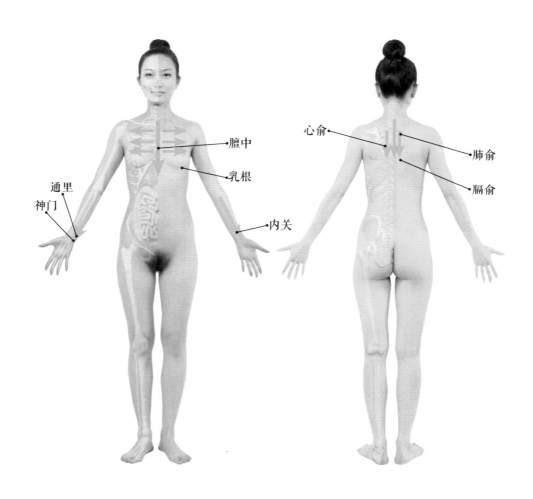

膻中

乳根

通里

神门

内关

心俞

肺俞

膈俞

临床表现：胸闷，心悸，心前区刺痛，心烦易怒，头晕耳鸣等。

刮痧基本步骤

刮痧体位：仰卧位和俯卧位。

刮痧的部位：背部、胸部、上肢。

刮痧的主要穴位：肺俞、心俞、膈俞、膻中、乳根、通里、神门、内关。

刮痧基本操作

1. 刮拭背部督脉，主要从大椎到至阳，20 ~ 30 次。

---

2. 刮拭背部脊柱旁的督脉，主要从肺俞到膈俞，每侧 20 ~ 30 次。然后压揉肺俞、心俞、膈俞。

---

3. 刮拭胸部的任脉，主要从膻中刮至巨阙，10 ~ 20 次，以发红或出痧为宜，力道不宜过重。

---

4. 从内向外沿着肋骨的走向，膻中以下、乳根以上区域的肋间隙，10 ~ 20 次。注意避开乳头。

---

5. 用单角刮法刮拭膻中和乳根局部区域，每穴 10 ~ 20 次。

---

6. 刮拭前臂心经循行路线上的通里到神门区域，10 ~ 20 次。然后用刮痧板角部压揉通里、神门、内关，每穴 1 分钟。

❮ 大师有话说 ❯

　　睡前轻拍心前区 40 次，可预防冠心病发作。要注意保持情绪的稳定，不要过度兴奋、激动、生气、劳累、悲伤等，以免导致冠心病复发。冠心病患者若有便秘的情况，应该适当多食含纤维素的蔬菜，如芹菜、韭菜、菠菜等，或清晨空腹喝一杯淡盐水，对便秘也有好处。

高脂血症

高脂血症，是指血脂水平过高，可直接引起一些严重危害人体健康的疾病，如动脉粥样硬化、冠心病、胰腺炎等。

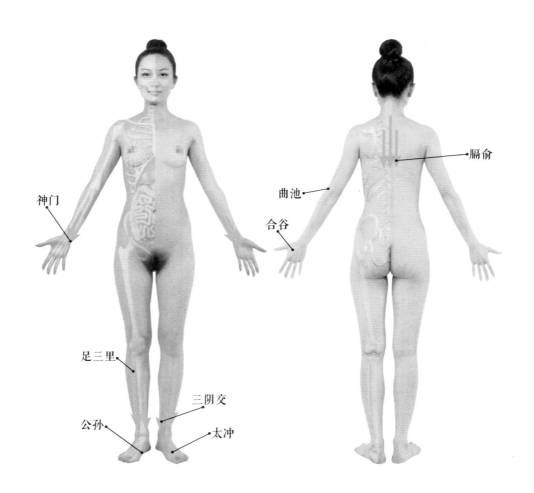

神门

曲池

合谷

膈俞

足三里

三阴交

公孙

太冲

临床表现：反复发作的腹痛，有时伴有发热，有时可出现黄色瘤。

刮痧基本步骤

刮痧体位：俯卧位和坐位。

刮痧的部位：背部、四肢。

刮痧的主要穴位：膈俞、神门、曲池、合谷、足三里、三阴交、公孙、太冲。

刮痧基本操作

1. 刮拭背部的督脉，从身柱到至阳，20 ~ 30 次。

----

2. 刮拭背部两侧的膀胱经循行区域，从肺俞往下经过厥阴俞、心俞、督俞刮至膈俞，每侧 20 ~ 30 次。

----

3. 平刮前臂心包经循行区域与心经循行区域，心包经从间使、内关刮拭至腕关节，心经从通里刮拭至神门，每段 10 ~ 20 次。

----

4. 角刮大肠经循行路线上的曲池和合谷区域，每段 10 ~ 20 次。

----

5. 刮拭小腿外侧的胃经与内侧的脾经，胃经刮拭足三里区域，脾经刮拭三阴交区域，每段 10 ~ 20 次。

----

6. 角刮足部的公孙与太冲，每段 10 ~ 20 次。

❮ 大师有话说 ❯

　　高血脂的危害是逐渐扩散的、全身性的，一旦诊断为高血脂，就得遵循医嘱，按时用药。在使用药物治疗的同时，要注意清淡饮食，坚持运动。避免晚餐过量：晚间人的基础代谢低，食物不容易消化和吸收；同时，晚上活动量少，能量消耗少，进食过量易转化成脂肪。

肥胖

肥胖是体内脂肪过多的状态，是一种多因素的慢性代谢性疾病。实测体重超过标准体重 20% 为肥胖，超重百分比处于 20% ～ 30% 为轻度肥胖，处于 30% ～ 50% 为中度肥胖，超过 50% 为重度肥胖。

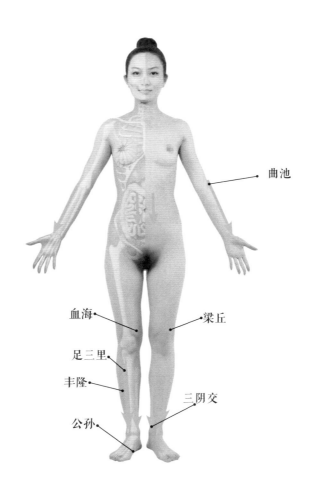

曲池

血海

梁丘

足三里

丰隆

三阴交

公孙

临床表现：疲乏无力，气短，嗜睡，腰背痛，怕热，多汗等。

刮痧基本步骤

刮痧体位：主要为仰卧位。

刮痧的部位：腹部、四肢。

刮痧的主要穴位：曲池、足三里、梁丘、丰隆、血海、三阴交、公孙。

刮痧基本操作

1. 用角刮法刮拭腹部正中的任脉，中间注意绕开肚脐，20～30次。

---

2. 刮拭腹部的胃经与脾经的循行路线，每段15～20次。

---

3. 沿着肚脐周围，逆时针刮拭5～10圈。

---

4. 直刮手臂上肺经循行的区域，以肘关节为界，分两段进行，每段20～30次。重点刮拭曲池区域。

---

5. 刮拭下肢胃经循行区域，以膝关节为界，分两段进行，每段15～20次。重点刮拭足三里、丰隆、梁丘。

---

6. 刮拭小趾内侧脾经循行区域，主要从血海刮至三阴交，每侧15～20次。

---

7. 用单角刮法刮拭脚部的公孙穴区域，每侧10～20次。

❖ 大师有话说 ❖

肥胖症应该注意能量的摄入，要控制肉类、甜品、零食、饮料。不要吃煎炸熏烤烧类食物，避免摄入油腻、辛辣刺激性食物。应该多吃新鲜的蔬果和富含膳食纤维的食物。还应在饭后多运动，减少静态时间，避免脂肪堆积。

老年痴呆症

老年痴呆症是一类慢性、进行性精神衰退疾病，其病程隐秘，缓慢进展。中医认为，人老以后气血亏损，营卫不调，五脏功能失调，清阳不升，浊阴不降，髓海不充，日久可导致发病。

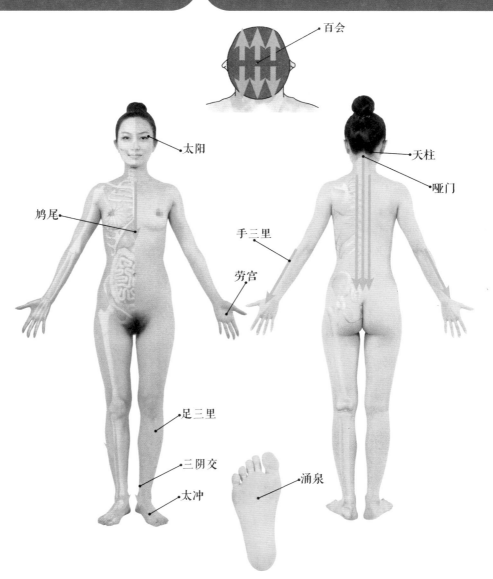

百会

太阳

天柱

哑门

鸠尾

手三里

劳宫

足三里

三阴交

涌泉

太冲

临床表现：认知功能下降，精神症状和行为障碍，日常生活能力逐渐下降。

刮痧基本步骤

刮痧体位：俯卧位和仰卧位。

刮痧的部位：头部、背腰部、胸部、四肢。

刮痧的主要穴位：百会、太阳、天柱、哑门、鸠尾、手三里、劳宫、足三里、太冲、三阴交、涌泉。

刮痧基本操作

1. 以百会为中心，沿着四神聪往四个方向刮拭，每个方向 15 ~ 20 次。

2. 在百会、太阳、天柱周围局部刮拭，每穴 1 ~ 2 分钟。

3. 直线刮拭风府至大椎，20 ~ 30 次，重点刮拭哑门和大椎处，以出痧为度。

4. 刮督脉，从大椎依次往下刮拭胸段、腰段及腰骶段，每段 20 ~ 30 次。

5. 刮拭督脉旁的膀胱经，从大杼起，依次刮拭胸段、腰段、腰骶段，每段 20 ~ 30 次，以出痧为度。

6. 刮拭胸的任脉，从天突刮拭到鸠尾，10 ~ 20 次，重点压揉鸠尾。

7. 刮拭上肢的大肠经与心包经，大肠经从手三里到合谷，心包经从内关到劳宫，每段 20 ~ 30 次，重点压揉合谷、劳宫。

8. 刮拭下肢外侧的胃经与肝经，胃经从足三里到丰隆，肝经从三阴交到太冲，每段 15 ~ 20 次。压揉足三里、三阴交、太冲、涌泉。

❮ 大师有话说 ❯

　　人到老年后，五脏六腑功能日渐衰退，容易受到外界的刺激，所以要保持积极的心态，热爱生活，保持与周围环境及人群的接触，以延缓心理的衰老过程。坚持一定量的体力与脑力活动，不但能促进血液循环及新陈代谢，且能加强神经系统的活动，提高调节能力，这样有利于防止或延缓智力衰退。

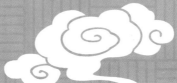

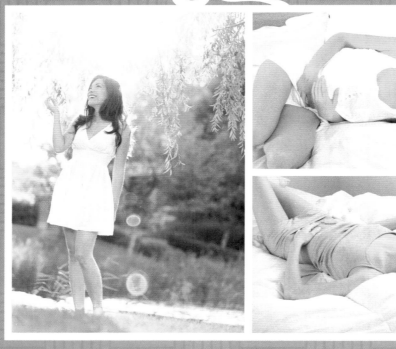

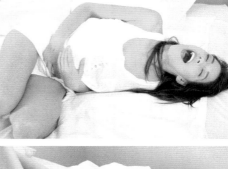

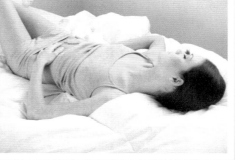

第四章

（一）〈刮〉〈刮〉，夫妻生活不争吵

感情是人一生的牵绊，在家庭生活中，夫妻和谐对于工作、生活都是一大助力。若是妇科、男科疾病在日常生活中横行，夫妻生活必会受到影响和困扰。而一些简单的刮痧，在夫妻相互之间很受欢迎，既可以解决难题，又可以增加夫妻之间的感情。

阳痿

阳痿是指男性阴茎勃起障碍，表现为在有性欲的情况下，阴茎不能勃起进行正常性交；或阴茎虽能勃起，但不能维持足够时间的硬度，无法完成性生活。中医认为，由于虚损、惊恐、湿热等原因，致使宗筋失养而弛纵，引发本病。

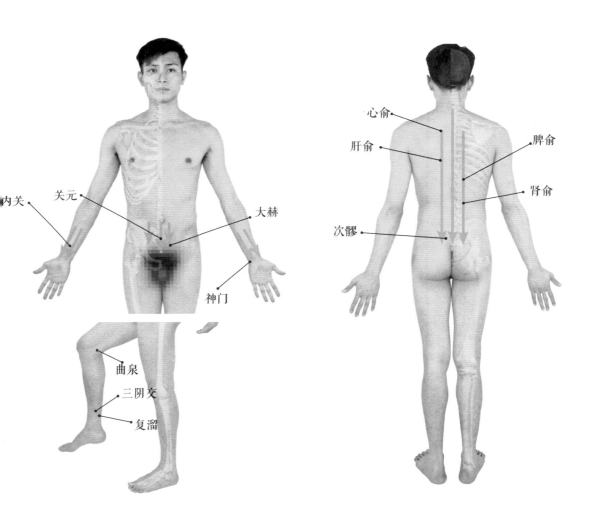

内关　关元　大赫　神门　曲泉　三阴交　复溜

心俞　肝俞　脾俞　肾俞　次髎

临床表现：阴茎痿弱不起，临房举而不坚，或坚而不能持久为主，伴有神疲乏力、腰酸膝软、头晕耳鸣，阴囊、阴茎冷缩或局部冷湿，精液清稀冰冷，精少或精子活动力低下。

刮痧基本步骤

刮痧体位：俯卧位和仰卧位。

刮痧的部位：背腰部、腹部、四肢。

刮痧的主要穴位：心俞、肝俞、脾俞、肾俞、次髎、关元、大赫、内关、神门、曲泉、三阴交、复溜。

刮痧基本操作

1. 刮拭背腰部的督脉，从上至下刮拭胸段、腰骶段，每段20～30次，以局部有温热感或出痧为宜。

2. 刮拭两侧的膀胱经，经过心俞，至次髎，20～30次，重点刮拭心俞、肝俞、脾俞、肾俞、次髎。

3. 刮拭下腹部的任脉，主要从气海经过关元往下刮拭，10～20次。

4. 刮拭下腹部任脉旁的肾经，经过大赫往横骨刮拭，每侧10～20次。

5. 用单角刮法刮拭手部的内关、神门区域，每穴10～20次。

6. 用单角刮法刮拭下肢内侧的曲泉、三阴交、复溜，每穴10～20次。

❧ 大师有话说 ❧

　　一旦发生阳痿，应及时找专业男科医生诊治，以便得到医生对性生活的正确指导和治疗。平时也要注意积极进行体育锻炼，增强体质，注意休息，做到房事有节有度，调整中枢神经系统的功能失衡。

遗精

遗精是指不因性交而精液自行泄出的病症，有生理性与病理性的不同。有梦而遗者名为"梦遗"，无梦而遗甚至清醒时精液自行滑出者为"滑精"。中医认为，因脾肾亏虚，精关不固，或火旺湿热，扰动精室所致。

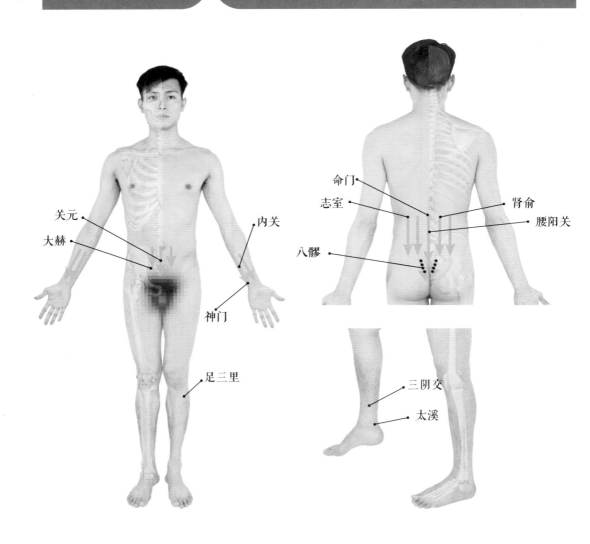

临床表现：不因性生活而精液频繁遗泄，每周 2 次以上，伴有头晕、耳鸣、健忘、心悸、失眠、腰酸膝软、精神萎靡，或尿时不爽，少腹及阴部作胀不适等。

刮痧基本步骤

刮痧体位：仰卧位和俯卧位。

刮痧的部位：腰骶部、腹部、四肢。

刮痧的主要穴位：命门、肾俞、关元、大赫、内关、神门、足三里、三阴交、太溪、志室、腰阳关、八髎。

刮痧基本操作

1. 刮拭腰部的督脉，主要从命门往下经过腰阳关至腰骶部，然后刮拭八髎，每段20～30次，以局部产生温热感或有出痧为宜。

----

2. 刮拭腰部两侧的膀胱经的第一和第二侧线，第一侧线从肾俞往下刮拭至腰骶部，第二侧线从志室往下刮拭至腰骶部，每段20～30次。

----

3. 刮拭下腹部的任脉，主要从关元往下，经过中极到耻骨联合处，10～20次。

----

4. 刮拭下腹部任脉旁的肾经，经过大赫往横骨刮拭，每侧10～20次。

----

5. 刮拭手内侧的心包经与心经循行区域，主要刮拭内关与神门的局部区域，15～20次。

----

6. 用单角刮法刮拭小腿外侧胃经上的足三里，10～20次。

----

7. 刮拭小腿内侧脾经上的三阴交和肾经上的太溪，每穴10～20次。

◆ 大师有话说 ◆

　　养成良好的生活起居习惯，保持心情舒畅，晚间睡觉前可用热水泡脚，被子不要盖得太厚太暖，内裤不宜过紧。在饮食上需要注意少食辛辣刺激性食物及香烟、酒、咖啡。应养成正确的性心理，学会转移注意力，将主要的精力从对性的关注转移到学业和事业上，培养和陶冶情操，排除杂念，节制性欲。

早泄

早泄是在性交过程中射精过早的一种现象，以性交开始即排精，甚至性交前即泄精，不能进行正常性生活为主要表现。中医认为，多由于房劳过度或频犯手淫，导致肾精亏耗，肾阴不足，或体虚羸弱，肾气不固，导致肾阴阳俱虚所致。

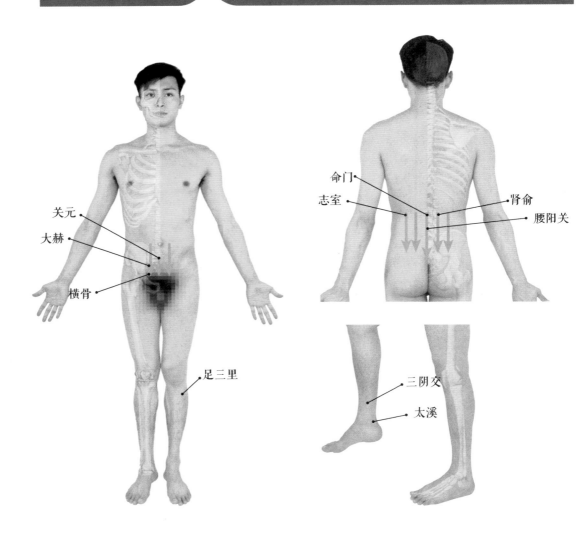

关元
大赫
横骨
足三里

命门
志室
肾俞
腰阳关

三阴交
太溪

临床表现：伴头晕耳鸣、腰膝酸软、精神萎靡、失眠多梦、口苦胁痛、烦闷纳呆等症状。

刮痧基本步骤

刮痧体位：俯卧位和仰卧位。

刮痧的部位：腰部、腹部、下肢。

刮痧的主要穴位：命门、肾俞、关元、大赫、足三里、三阴交、太溪，志室、腰阳关、横骨。

刮痧基本操作

1. 刮拭腰部的督脉，主要从命门往下刮拭至腰骶部，20 ~ 30 次，以局部产生温热感或有出痧为宜。

2. 刮拭腰部两侧的膀胱经的第一和第二侧线，第一侧线从肾俞往下刮拭至腰骶部，第二侧线从志室往下刮拭至腰骶部，每段20 ~ 30 次。

3. 刮拭下腹部的任脉，主要从关元往下，经过中极到耻骨联合处，10 ~ 20 次。

4. 刮拭下腹部任脉旁的肾经，经过大赫往横骨刮拭，每侧 10 ~ 20 次。

5. 用单角刮法刮拭小腿外侧胃经上的足三里，10 ~ 20 次。

6. 刮拭小腿内侧脾经上的三阴交和肾经上的太溪，每穴 10 ~ 20 次。

❰ 大师有话说 ❱

有些食物可以很好地辅助治疗早泄，常见的食物包括核桃、狗肉、羊肉、牛鞭等。除此之外，也建议多吃含锌食物，如蛋、花生米、牛肉、鸡肝等。忌食刺激性食物，刺激性食物会使得患者的生殖系统充血，长期处于充血的状态很可能会加重患者的病情。

阴茎
异常勃起

阴茎异常勃起是指在无性兴奋、无性欲要求的情况下,阴茎持续勃起不倒,且无任何快感,并常伴有痛感的一种急症。阴茎异常勃起可发生于任何年龄段,包括新生儿。

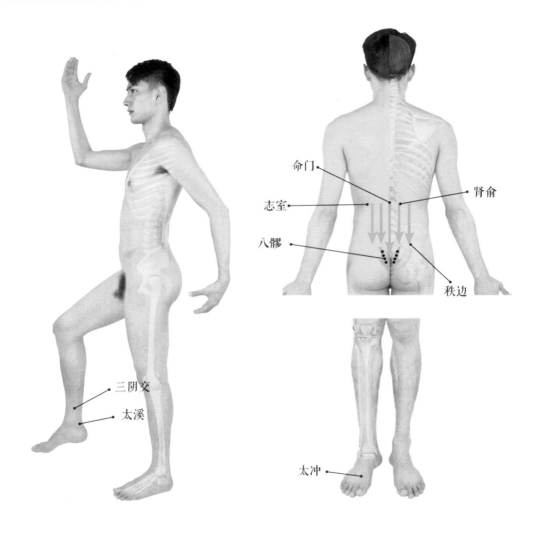

命门
肾俞
志室
八髎
秩边
三阴交
太溪
太冲

临床表现:多为夜间阴茎充血时发病,阴茎疼痛,勃起坚硬,或阴茎很少疼痛,不能完全勃起硬度。

刮痧基本步骤

刮痧体位：俯卧位和坐位。

刮痧的部位：腰骶部、下肢。

刮痧的主要穴位：命门、肾俞、志室、秩边、三阴交、太溪、太冲、八髎。

刮痧基本操作

1. 刮拭腰部的督脉，主要从命门往下经过腰阳关至腰骶部，然后刮拭八髎，每段 20 ～ 30 次，以局部产生温热感或有出痧为宜。

2. 刮拭腰部两侧的膀胱经的第一和第二侧线，第一侧线从肾俞往下刮拭至腰骶部，第二侧线从志室往下刮拭至腰骶部，每段 20 ～ 30 次。

3. 用单角刮法刮拭秩边局部区域，10 ～ 20 次。

4. 用单角刮法刮拭小腿内侧脾经的三阴交和肾经的太溪，每穴 10 ～ 20 次。

5. 用刮痧板角部压揉太冲 1 ～ 3 分钟。

◀ 大师有话说 ▶

阴茎异常勃起的患者要清心寡欲，尽量避免性刺激。阴茎久勃经治疗软缩后宜戒除性生活一段时间。戒除手淫，避免性生活时忍精不射。少食容易动火助欲的食物，如酒、牛鞭、羊鞭、狗肉、羊肉等。阴茎异常勃起如没有及时治疗，会产生严重后果，一定要及时治疗。不管何种病因引起阴茎异常勃起，首先要停止性生活，避免性刺激，不要讳疾忌医，要及时赴医院进行全面治疗。

前列腺炎

前列腺炎是现代社会成年男性的常见病之一，是由多种复杂原因引起的前列腺炎症，是由病原体或某些非感染因素引起的，以骨盆区域疼痛或不适、排尿异常等症状为特征的疾病。

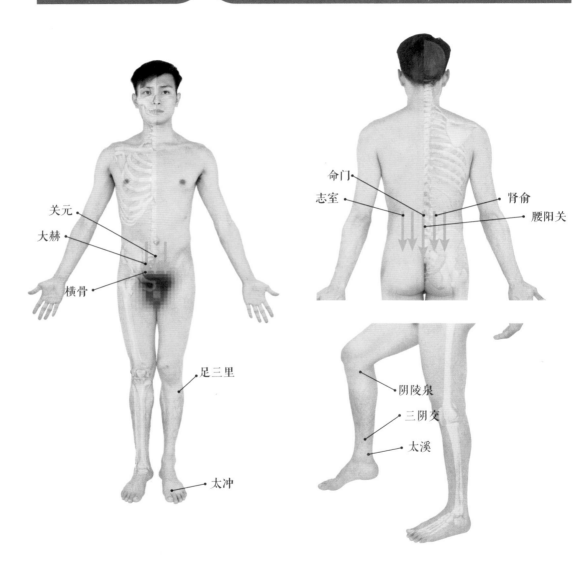

关元
大赫
横骨
足三里
太冲

命门
志室
肾俞
腰阳关
阴陵泉
三阴交
太溪

临床表现： 尿道症状为尿急、尿频，排尿时有烧灼感，排尿疼痛，可伴有排尿终末血尿或尿道脓性分泌物等症状。

刮痧基本步骤

刮痧体位：俯卧位和仰卧位。

刮痧的部位：背部、腹部、下肢。

刮痧的主要穴位：命门、肾俞、关元、横骨、大赫、阴陵泉、三阴交、太溪、太冲、志室、腰阳关、足三里。

刮痧基本操作

1. 刮拭背部正中的督脉，从命门往下刮拭到腰骶部，20 ~ 30 次。

----

2. 刮拭督脉旁 1.5 寸的膀胱经，从肾俞往下至膀胱经，然后刮拭八髎，每段 20 ~ 30 次，以局部有温热感或出痧为宜。

----

3. 刮拭下腹部的任脉，从气海往下经过关元、中极至曲骨，10 ~ 20 次。

----

4. 刮拭下腹部任脉旁的肾经，主要经大赫往下至横骨，每侧 10 ~ 20 次。

----

5. 刮拭小腿内侧的脾经，主要从阴陵泉至三阴交，每侧 15 ~ 20 次。重点刮拭阴陵泉和三阴交。

----

6. 用单角刮法刮拭或压揉太溪、太冲，每穴 1 ~ 2 分钟。

❦ 大师有话说 ❦

前列腺炎患者应尽量减少性交次数，使前列腺得以充分休息，减少充血，促进炎症的早日痊愈。若不注意节欲，则好比火上浇油，造成恶性循环，不仅前列腺炎不易治愈，而且还会使性功能障碍的症状更加严重。在饮食上，避免刺激性食物、温热和油腻食物，以免引起前列腺充血，使病情反复。

不射精

不射精是指性交活动时有正常的兴奋,阴茎能勃起,但在性交的过程中达不到性欲高潮,没有精液射出,或是在其他情况下可射出精液,而在阴道内不射精,因此无法达到性高潮和获得性快感。

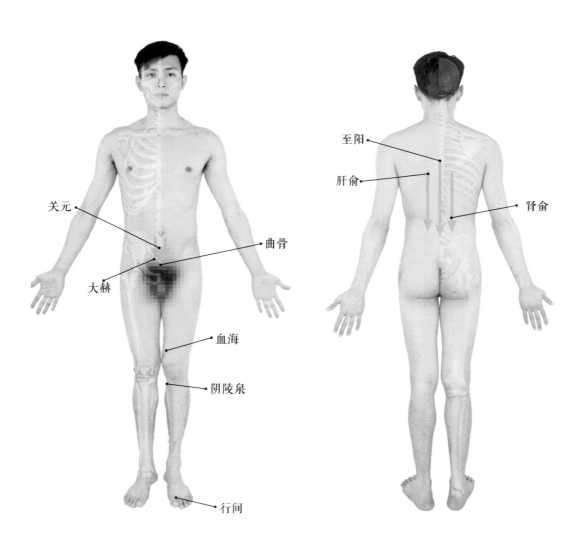

关元
曲骨
大赫
血海
阴陵泉
行间

至阳
肝俞
肾俞

临床表现:性交时,能维持长时间而不疲软,但没有射精的动作,也没有精液排出体外。

刮痧基本步骤

刮痧体位：仰卧位和俯卧位。

刮痧的部位：背腰部、腹部、下肢。

刮痧的主要穴位：至阳、肝俞、肾俞、关元、曲骨、大赫、血海、阴陵泉、行间。

刮痧基本操作

1. 刮拭背部的督脉，从至阳向下至腰阳关，20 ~ 30 次。

----

2. 刮拭背腰部两侧的膀胱经循行区域，从上经过肝俞、肾俞往下至腰骶部，每侧 20 ~ 30 次，以局部有温热感或出痧为宜。

----

3. 刮拭下腹部的任脉，主要从关元刮拭至曲骨，10 ~ 20 次。

----

4. 刮拭下腹部任脉两侧的肾经，从大赫至横骨，每侧 10 ~ 20 次。

----

5. 刮拭小腿内侧脾经上的血海和阴陵泉局部区域，每穴 10 ~ 20 次。

----

6. 用刮痧板角部压揉行间 1 分钟。

❮ 大师有话说 ❯

　　要创造一个温馨舒适的性交环境，有一定的情调，不能有任何外来的干扰，更不能担心旁人知悉或窥视。这样男方心情上会相当放松，对于激发性兴奋大有好处。在开始性生活前 15 ~ 20 分钟，男方可进行阴茎、阴囊、会阴、大腿内侧等部位的热敷，水温 60℃左右。加强性生活前的性诱导。

乳腺增生

乳腺增生主要以乳房周期性疼痛为特征，其本质上不是炎症，也不是肿瘤，而是乳腺正常组织结构的紊乱。乳腺组织增生及退行性变，与内分泌功能紊乱密切相关，其发病原因主要是由于内分泌急速失调所致。

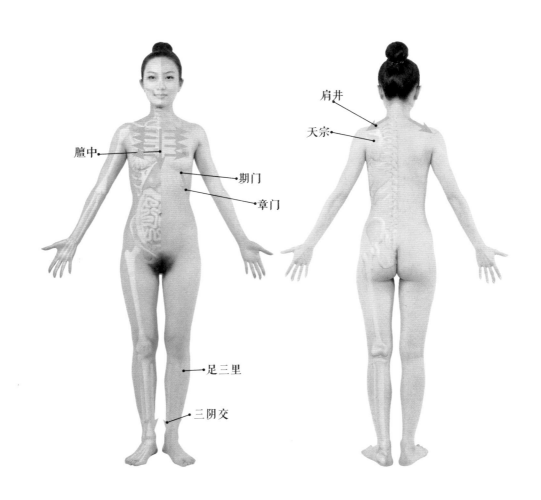

膻中
期门
章门
足三里
三阴交

肩井
天宗

临床表现：乳腺胀痛，可同时累及双侧，但多以一侧偏重。月经前胀痛明显，月经过后即见减轻并逐渐停止，下次疼痛再度出现。整个乳房有弥漫性结节感，并伴有触痛。

刮痧基本步骤

刮痧体位：俯卧位和仰卧位。

刮痧的部位：肩部、背腰部、胸部、下肢。

刮痧的主要穴位：肩井、天宗、膻中、期门、章门、足三里、三阴交。

刮痧基本操作

1. 刮拭肩上胆经的循行路线，每侧 20 ～ 30 次，重点在肩井，采用压揉法。再点压肩甲部的天宗。

2. 刮拭背腰部脊柱旁的膀胱经，从肝俞至肾俞，每侧 20 ～ 30 次，重点刮拭肝俞、脾俞、肾俞。

3. 从乳房边缘沿着乳腺管向乳头方向，用轻刮法均匀刮拭，力道轻，手法柔和，每个方向 10 ～ 20 次。禁刮乳头。

4. 刮拭胸部正中的任脉，重点刮拭膻中穴区，手法要轻，10 ～ 20 次为宜。

5. 用刮痧板角部沿着肋间隙轻刮屋翳和乳根穴区域，10 ～ 20 次。

6. 刮拭胁肋部的肝经循行区域，从期门刮至章门，10 ～ 20 次。

7. 刮拭小腿外侧的胃经与内侧的脾经循行路线，每段 15 ～ 20 次。

❖ 大师有话说 ❖

　　乳腺增生者应吃低脂肪并富含维生素的饮食，尽量避免摄入过高的脂肪和动物蛋白，保持营养搭配均衡。平时要多吃白菜、豆制品、海带、鱼类、酸奶。可服用中药进行调节，病情较严重者有必要在医生的建议下进行手术治疗。

月经不调

月经是机体受垂体前叶及卵巢内分泌激素的调节而呈现的有规律的周期性子宫内膜脱落现象。月经不调是指月经的周期、经色、经量、经质发生了改变。如垂体前叶或卵巢功能异常，就会发生月经不调。

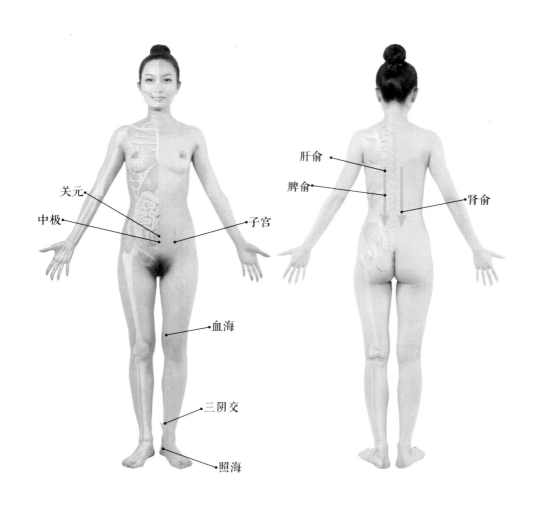

关元
中极
子宫
血海
三阴交
照海

肝俞
脾俞
肾俞

临床表现：月经过多，或持续时间过长，或淋漓出血，或内分泌调节系统失调，所引起的子宫异常出血，闭经，甚至绝经。

刮痧基本步骤

刮痧体位：俯卧位和仰卧位。

刮痧的部位：背腰部、腹部、下肢。

刮痧的主要穴位：肝俞、脾俞、肾俞、关元、中极、子宫、血海、三阴交、照海。

刮痧基本操作

1. 刮拭背腰部的膀胱经循行路线，从肝俞至肾俞，每侧15～20次，重点刮拭肝俞、脾俞、肾俞。

2. 用角刮法刮拭腹部正中的任脉，从关元刮至中极，手法稍重，20～30次。压揉关元、中极。

3. 用刮痧板角部刮拭腹部的子宫穴，20～30次。

4. 刮拭下肢内侧的脾经循行区域，以膝关节为界，分两段进行，主要是从血海到三阴交，每段15～20次。在血海与三阴交穴进行压揉。

5. 刮拭小腿内侧的神经循行区域，每侧15～20次。

6. 用单角刮法刮拭照海穴区域，10～20次。

❧ 大师有话说 ❧

月经来临时，勿食用寒凉的食物，要注意保暖，勿食酸醋以及螃蟹、田螺等寒凉食物，以免引起月经骤止或淋漓不净、疼痛加剧。勿提重物及做剧烈运动，以免下腹部用力，造成经血过多或延长，但可做温和的运动，可放松肌肉促进血液循环。

痛经

痛经是指妇女在月经前后或经期，出现下腹部或腰骶部剧烈疼痛。中医认为痛经是因情志所伤，外感六淫的影响，导致冲任脉受阻；或是因体质不好，胞宫失去濡养，致使经期或经行前后呈周期性小腹疼痛的月经病。

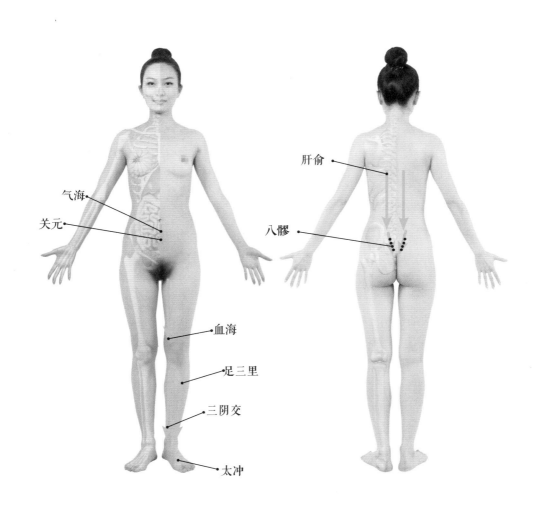

气海
关元
血海
足三里
三阴交
太冲
肝俞
八髎

临床表现：经气或经行前后小腹疼痛，痛及腰骶，伴有恶心、呕吐、腹泻，甚至晕厥。

刮痧基本步骤

刮痧体位: 仰卧位与俯卧位。

刮痧的部位: 背腰部、腹部、下肢。

刮痧的主要穴位: 八髎、气海、关元、足三里、血海、三阴交、太冲、肝俞。

刮痧基本操作

1. 刮拭背腰部的膀胱经,主要从肝俞往下,至八髎,每侧 20 ~ 30 次。刮痧的长度过长,可分两段进行。

2. 在刮腹部之前,先用手按揉腹部,消除紧张情绪。刮拭腹部肚脐以下的任脉,主要从气海至曲骨,10 ~ 20 次,重点刮拭气海、关元。

3. 刮拭小腿外侧的胃经循行路线,从足三里至丰隆,每侧 10 ~ 20 次,重点刮拭足三里。

4. 刮拭下肢内侧的脾经循行路线,以膝关节为界,分上下两段进行,每段 10 ~ 20 次。

5. 用刮痧板角部压揉下肢重点穴位,足三里、血海、三阴交、太冲,每穴 10 ~ 20 下。

◀ 大师有话说 ▶

　　大部分女性的痛经都是宫寒所致,因此平时要特别注意保暖,少吃或不吃辛辣、生冷、高糖和寒性食物。适当的运动能增强体质,但在经期不能做剧烈运动,否则容易患上子宫内膜异位症,从而加重痛经的症状。月经来潮,更应避免一切生冷及不易消化和刺激性食物,如辣椒、生葱、生蒜、胡椒、烈性酒等。

闭经

女子超过 18 岁，但月经仍然不来潮，或是已有月经周期但是又中断 6 个月以上，均可称为闭经。前者为原发性闭经，后者为继发性闭经。多为内分泌系统的月经调节功能失常、子宫因素以及全身性疾病所致。

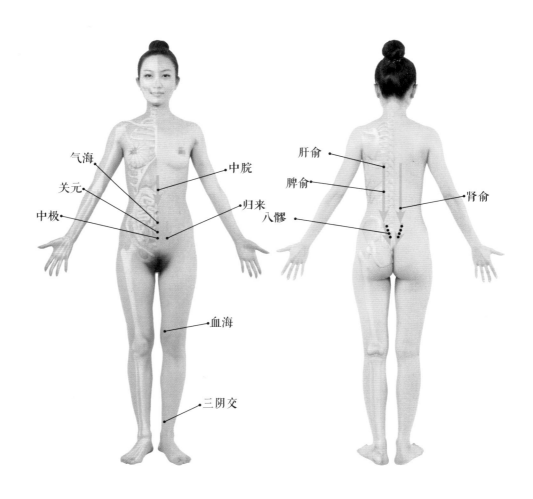

气海　中脘　关元　中极　归来　血海　三阴交　肝俞　脾俞　肾俞　八髎

临床表现：形体瘦弱，面色苍白，头昏目眩，精神疲倦，腹部硬满胀痛，大便干燥，忧郁恼怒等。

刮痧基本步骤

刮痧体位：俯卧位与仰卧位。

刮痧的部位：背部、腰骶部、腹部、下肢。

刮痧的主要穴位：肝俞、脾俞、肾俞、八髎、中脘、气海、关元、中极、归来、血海、三阴交。

刮痧基本操作

1. 刮拭背腰部的督脉，胸段、腰段以及骶段，每段 20 ～ 30 次。

---

2. 刮拭两侧的膀胱经，从上往下，经肝俞、脾俞、肾俞往下刮拭至腰骶部，然后刮拭八髎，每侧 20 ～ 30 次。

---

3. 刮拭腹部正中的任脉，中间避开肚脐，上腹部主要刮拭上、中、下三脘，下腹部从气海、关元往下刮拭至中极，每段 10 ～ 20 次。

---

4. 刮拭腹部两侧的胃经，从天枢经归来往下刮拭，每侧 10 ～ 20 次。

---

5. 用单角刮法刮拭下肢内侧脾经的血海与三阴交区域，10 ～ 20 次。

◆ 大师有话说 ◆

闭经妇女容易产生较大的心情波动，日常生活中应多加注意。建议平时要坚持锻炼身体，多出去散心，减轻各方面的压力和烦恼，保持良好的心情，保持平和的心态。此外，还要多吃蔬果，多喝水，适当补充钙剂，防止发生骨质疏松的情况。

崩漏

西医称为功能性子宫出血，指妇女非周期性子宫出血。其发病急骤，暴下如注，大量出血者为"崩"；病势缓，出血量少，淋漓不绝者为"漏"。崩与漏虽出血情况不同，但在发病过程中两者常互相转化，故临床多以崩漏并称。

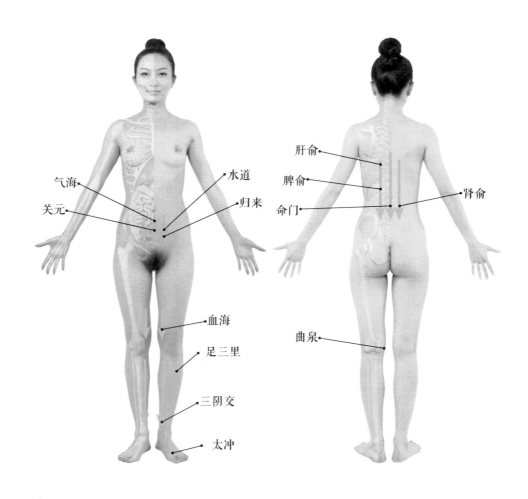

气海

关元

水道

归来

肝俞

脾俞

命门

肾俞

血海

足三里

三阴交

太冲

曲泉

临床表现：月经周期紊乱，出血时间延长，经量增多，甚至大量出血或淋漓不止。

刮痧基本步骤

刮痧体位：俯卧位和仰卧位。

刮痧的部位：背腰部、腹部、下肢。

刮痧的主要穴位：命门、肝俞、脾俞、肾俞、气海、关元、水道、归来、血海、三阴交、曲泉、足三里、太冲。

刮痧基本操作

1. 刮拭背腰部的督脉，从至阳往下刮拭至命门，20～30次。

2. 刮拭背腰部两侧的膀胱经，主要从膈俞往下经肝俞、脾俞至肾俞，每侧20～30次，以出痧为佳。

3. 刮拭下腹部的任脉，主要从气海经关元往下刮拭，10～20次。

4. 刮拭腹部两侧的胃经，经过水道、归来往下刮拭，每侧10～20次。

5. 刮拭小腿外侧胃经循行上的足三里区域，每侧10～20次。

6. 刮拭下肢内侧的脾经，主要从血海到三阴交，以膝关节为界，分两段进行，大腿局部刮拭血海，小腿从阴陵泉刮至三阴交，重点刮拭三阴交，每段10～20次。

7. 刮拭小腿内侧肝经循行上的曲泉区域，每侧10～20次。用刮痧板角部点揉足部太冲1～3分钟。

◀ 大师有话说 ▶

　　崩漏发生的时候一定要注意起居的调养，千万不要太过于劳累，因为人体有失血，身体会比较虚弱。有的人会有头晕目眩、心悸等症状，这时候就需要卧床休养，待流血减少或是停止之后，可根据个人的身体状况做一些轻微的活动，但是一定要注意不能太过于劳累，以免导致出血的症状越来越严重。

带下病

带下病指阴道分泌多量或少量的白色分泌物，有臭味及异味，色泽异常，常与生殖系统局部炎症、肿瘤或身体虚弱等因素有关。中医学认为本病多因湿热下注或气血亏虚，致带脉失约、冲任失调而致。

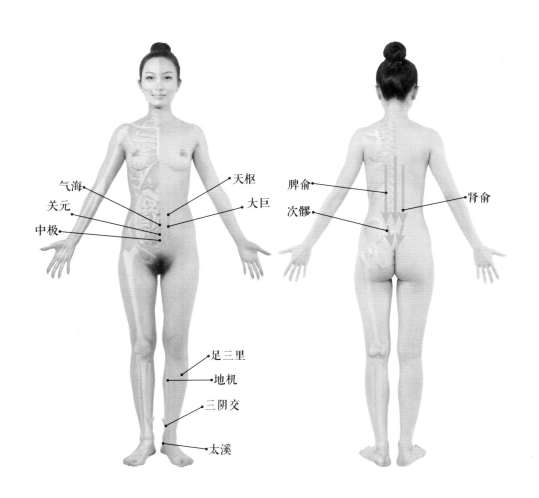

气海
关元
中极
天枢
大巨
脾俞
次髎
肾俞
足三里
地机
三阴交
太溪

临床表现：妇女阴道分泌物增多，连绵不断，或有色泽、质地及气味发生异常等改变。

刮痧基本步骤

刮痧体位：仰卧位和俯卧位。

刮痧的部位：背腰部、腹部、下肢。

刮痧的主要穴位：脾俞、肾俞、次髎、气海、关元、中极、天枢、大巨、足三里、地机、三阴交、太溪。

刮痧基本操作

1. 刮拭背腰部的督脉，从至阳往下刮至腰骶部，20～30次。

---

2. 刮拭背腰部两侧的膀胱经，经脾俞、肾俞、气海俞往下至腰骶部，然后刮拭八髎，重点为次髎，每段20～30次。

---

3. 刮拭腹部正中的任脉，主要从下腹部的气海经关元刮拭至中极，10～20次。

---

4. 刮拭腹部两侧胃经的循行区域，主要从天枢经过大巨往下刮拭，每侧10～20次。

---

5. 刮拭小腿外侧胃经的循行区域，主要刮拭足三里局部区域，每侧10～20次。

---

6. 刮拭小腿内侧的脾经，从地机刮拭至三阴交，每侧10～20次。

---

7. 用刮痧板角部点揉足踝部肾经上的太溪，1～3分钟。

◀ 大师有话说 ▶

　　带下病经常会提示女性可能患有妇科炎症及宫颈糜烂，应该注意及时治疗。平时一定要养成良好的卫生习惯，勤换内衣物，保持下部清洁。经常运动可促进盆腔的血液循环，有利于维护生殖系统的正常功能，因此也要注意锻炼身体。忌食肥甘厚味及甜腻食品，如肥肉、糯米糍粑等，以免留湿生痰。

子宫脱垂

子宫脱垂是指子宫位置沿阴道下移，低于坐骨棘水平以下，甚至部分或全部子宫脱出阴道口外。其病因为支托子宫及盆腔脏器的组织损伤或失去支托力，以及骤然或长期增加腹压所致。

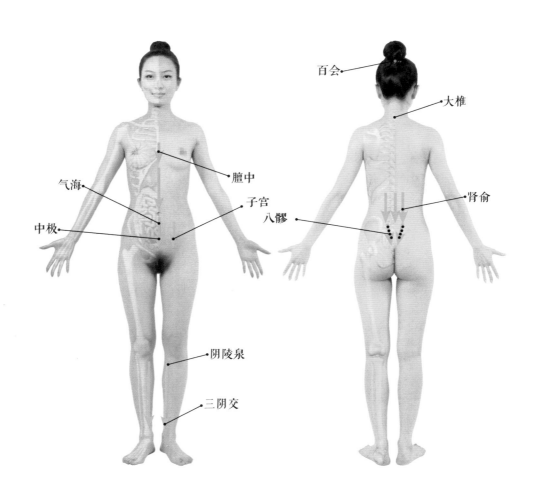

临床表现：小腹坠胀，带下量多，腰酸腿软，气短神疲，头晕等。

刮痧基本步骤

刮痧体位：俯卧位和仰卧位。

刮痧的部位：头部、背部、腰骶部、胸部、腹部、下肢。

刮痧的主要穴位：百会、大椎、肾俞、八髎、膻中、气海、中极、子宫、阴陵泉、三阴交。

刮痧基本操作

1. 以百会为界刮拭后头部，主要从百会刮拭至后头部的风府、风池，每段15 ~ 20次。然后局部压揉百会。

---

2. 刮拭腰骶段的膀胱经，20 ~ 30次。局部刮拭大椎穴15 ~ 20次。

---

3. 刮拭腰骶两侧的膀胱经，经过肾俞往下，八髎，每侧20 ~ 30次。

---

4. 用单角刮法刮拭胸部的膻中区域，从上往下，力道不宜过重，10 ~ 20次。

---

5. 刮拭腹部的任脉，绕开肚脐，上腹部的上、中、下三脘，然后刮拭下腹部的气海到中极，每段10 ~ 20次。

---

6. 刮拭腹部的奇穴子宫穴区域，10 ~ 20次。

---

7. 刮拭小腿内侧的脾经，从阴陵泉刮至三阴交，10 ~ 20次。

❮ 大师有话说 ❯

　　过度的负重作用及体姿用力是子宫脱垂的重要原因之一，加强妇女的劳动保护，是预防和减少子宫脱垂的可靠保证。子宫脱垂者要加强体育锻炼，增强体质，注意"四期"卫生，避免超重劳动和长期蹲、站位劳动。节制性生活，并注意避孕，以减少生产和流产的次数，是预防本病的重要措施。

子宫肌瘤

子宫肌瘤是女性生殖器官中最常见的一种良性肿瘤，也是人体中最常见的肿瘤之一，又称为纤维肌瘤、子宫纤维瘤。多发生于 30 ~ 50 岁之间。主要由于情志抑郁、饮食内伤、感受外邪、脏腑不和等导致气滞血瘀，久则为癥而成。

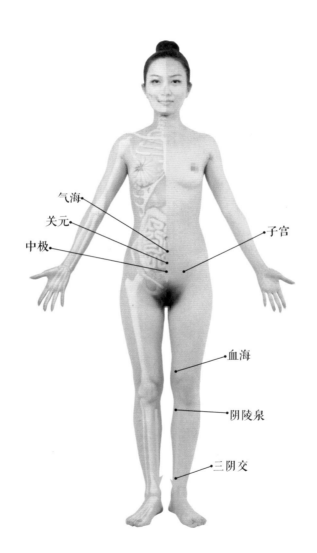

气海

关元

中极

子宫

血海

阴陵泉

三阴交

临床表现：子宫出血，腹部包块及压迫症状，有下腹坠胀感，腰背酸痛，白带增多，不孕或流产等。

刮痧基本步骤

刮痧体位：主要为仰卧位。

刮痧的部位：腹部、下肢。

刮痧的主要穴位：气海、关元、中极、子宫、血海、阴陵泉、三阴交。

刮痧基本操作

1. 用角刮法从上到下刮拭腹部正中的任脉，主要从气海经过关元刮至中极，力道稍重，20～30次。

----

2. 用单角刮法局部刮拭曲骨，20～30次。

----

3. 用角刮法刮拭腹部两边的神经循行区域，20～30次，在横骨上重点刮拭。

----

4. 用刮痧板的角部压揉子宫穴1分钟。

----

5. 刮拭下肢内侧的脾经，15～20次。在脾经上的血海、阴陵泉、三阴交上重点刮拭，以局部有温热或出痧为宜。

❮ 大师有话说 ❯

确诊为子宫肌瘤后，应定期到医院检查。如肌瘤增大缓慢或未曾增大，可半年复查1次；如增大明显，则应考虑手术治疗，以免严重出血或压迫腹腔脏器。患者应养成良好的生活习惯，合理地安排作息，早睡早起，不要熬夜。要保持愉悦的心情，别给自己太大的压力，压力过重与忧虑过度都是引发子宫肌瘤的诱因。饮食宜清淡，应富含足够的营养，纠正偏食及不正常的饮食习惯，不宜常食刺激性食物、海产品等。

慢性盆腔炎

慢性盆腔炎指的是女性内生殖器官、周围结缔组织及盆腔腹膜发生的慢性炎症，反复发作，经久不愈。常因为急性炎症治疗不彻底，或因患者体质差，病情迁延所致。

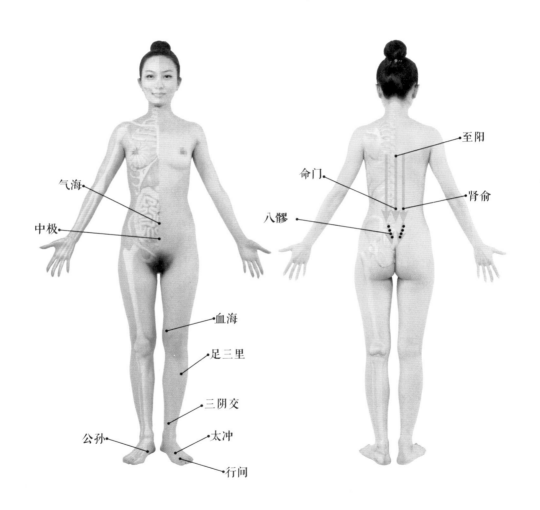

气海

中极

血海

足三里

三阴交

公孙

太冲

行间

至阳

命门

肾俞

八髎

临床表现：下腹坠痛或腰骶部酸痛，拒按，伴有低热、白带多、月经不调、痛经，严重者可导致不孕。

刮痧基本步骤

刮痧体位：俯卧位和仰卧位。

刮痧的部位：背腰部、腹部、下肢。

刮痧的主要穴位：至阳、命门、肾俞、八髎、气海、中极、足三里、血海、三阴交、公孙、太冲、行间。

刮痧基本操作

1. 刮拭背腰部的督脉，从至阳往下刮拭至命门，20～30次。

2. 刮拭背腰部两侧的膀胱经，主要从膈俞刮至肾俞，然后刮拭八髎，每段20～30次，以出痧为佳。

3. 刮拭腹部正中的任脉，从气海经过关元刮至中极，10～20次。

4. 刮拭腹部两侧胃经循行区域上的归来区域，每侧10～20次。用单角刮法刮拭腹部经外奇穴子宫，每侧10～20次。

5. 刮拭小腿外侧胃经循行区域上的足三里区域，每侧10～20次。

6. 刮拭小腿内侧的脾经循行区域，上段主要刮拭血海区域，下段主要刮拭三阴交区域，每段10～20次。用单角刮法刮拭足部的公孙区域，每侧10～20次。

7. 刮拭足部的肝经，从行间到太冲，每侧10～20次。

❮ 大师有话说 ❯

　　由于慢性盆腔炎的病程时间长，所以，无论在治疗时，还是在治愈后，一定要注意自身卫生及饮食保健，注意补充营养，以清淡及易消化的食物为主，不食或少食过冷的食物。若是饮食不当、卫生不洁，那么盆腔炎非常容易反复。

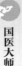

产后缺乳

产后哺乳期间，乳汁分泌量少或全无，不能满足乳儿需要，称为产后缺乳。临床认为，产后缺乳与乳腺发育不良，或分娩出血过多，或授乳方法不正确，或疲劳过度，或恐惧、心情不畅等因素有关。

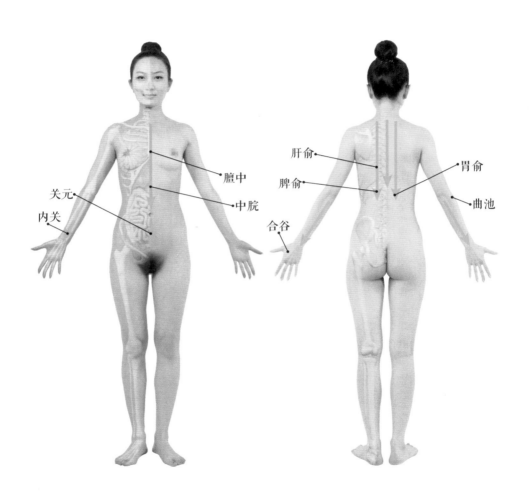

膻中
关元
内关
中脘
肝俞
脾俞
合谷
胃俞
曲池

临床表现：虚证者乳汁清晰，面色苍白，饮食减少；实证者乳房胀痛，胸闷，便秘。

刮痧基本步骤

刮痧体位：俯卧位和仰卧位。

刮痧的部位：背腰部、胸部、腹部、上肢。

刮痧的主要穴位：肝俞、脾俞、胃俞、膻中、中脘、关元、曲池、内关、合谷。

刮痧基本操作

1. 从上到下刮拭背腰部的督脉，20～30次，有温热感或出痧为宜。

2. 从上到下刮拭背腰部两侧的膀胱经，20～30次，重点刮拭肝俞、脾俞、胃俞。

3. 刮拭胸部的膻中区域，从上到下，10～20次。

4. 沿着乳腺管向乳头反方向，用轻刮法均匀刮拭，力道轻，手法柔和，每个方向刮10～20次，禁刮乳头。

5. 刮拭腹部的任脉，从上到下，中间绕开肚脐，15～20次，主要刮拭中脘和关元。

6. 刮拭手臂内侧的心包经，主要从内关往下刮至腕关节，10～20次。然后用刮痧板角部压揉曲池1分钟。

7. 刮拭手臂背侧的三焦经和全部前臂的循行区域，10～20次。然后用刮痧板角部压揉合谷1分钟。

❧ 大师有话说 ❧

　　提倡早期哺乳、定时哺乳，促进乳汁的分泌，产妇新产后一般于6～8小时就鼓励给婴儿哺乳，最早的可于产后0.5～1小时即给婴儿喂奶，强调母婴同室。此外，产妇要保持情绪乐观，心情舒畅，适当锻炼，维护气血调和，这样有助于乳汁的化生。

产后腹痛

产后腹痛是指产妇分娩后，由于不协调的局部子宫收缩而引起的下腹部疼痛。一般 3 ~ 4 天自行消失，严重或持续时间较长者需治疗。

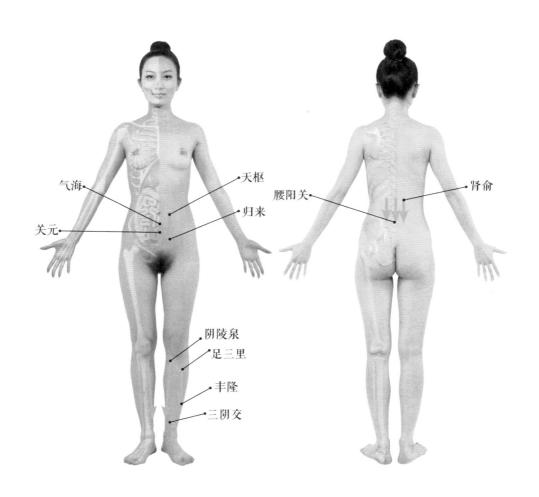

气海

天枢

关元

归来

腰阳关

肾俞

阴陵泉

足三里

丰隆

三阴交

临床表现：产后至产褥期内出现小腹部阵发性剧烈疼痛，或小腹隐隐作痛，多日不解，不伴寒热。常伴有恶露量少，色紫黯有块，排出不畅；或恶露量少，色淡红。

刮痧基本步骤

刮痧体位：仰卧位和俯卧位。

刮痧的部位：腰骶部、腹部、下肢。

刮痧的主要穴位：腰阳关、肾俞、关元、气海、天枢、归来、足三里、三阴交、阴陵泉、丰隆。

刮痧基本操作

1. 刮拭腰段的督脉，刮至腰阳关，20～30次。然后压揉腰阳关。

2. 刮拭腰段的膀胱经，经过肾俞往下至腰骶部，每侧20～30次。

3. 刮拭腹部正中的任脉，主要从气海往下经过关元刮至曲骨，15～20次。

4. 刮拭腹部任脉旁的胃经，从天枢往下经过归来向下刮，每侧15～20次。

5. 刮拭小腿外侧的胃经，从足三里至丰隆，10～20次，主要刮拭足三里。

6. 刮拭小腿内侧的脾经，从阴陵泉到三阴交，10～20次，主要刮拭三阴交。

◀ 大师有话说 ▶

　　对产后严重的腹痛，同时伴有阴道流血，或伴有发热，恶露颜色发暗或有臭味，则要引起警惕，要考虑可能是子宫里残留了胎盘碎块，或是生殖道感染，得了产褥热等，应及时请医生诊治。产妇在生产之后，应尽快消除恐惧与紧张的情绪，注意保暖，切忌饮冷受寒，饮食应清淡，要保证大便通畅。产妇不要卧床休息，应及早起床活动，按照个人的体力以增加活动量。

产后尿潴留

一般产妇在产后 4 ~ 6 小时内就能自己排尿，如果产后 6 小时以上不能正常排尿，而且膀胱涨满，称为产后尿潴留。本病是常见症状之一，多发生于初产妇，特别是手术分娩及行会阴切开者居多。

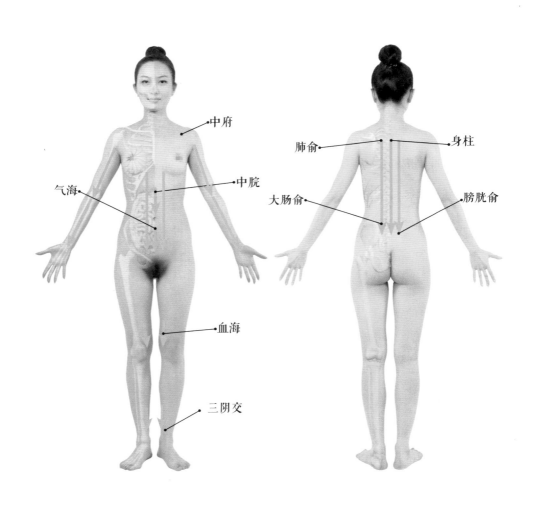

中府

中脘

气海

血海

三阴交

肺俞

身柱

大肠俞

膀胱俞

临床表现：小腹急胀，或胀满而痛，或排尿淋漓不断或夹有血丝，面色㿠白或晦暗，四肢无力，腰酸背痛等。

刮痧基本步骤

刮痧体位：俯卧位和仰卧位。

刮痧的部位：背腰部、胸腹部、四肢。

刮痧的主要穴位：身柱、肺俞、大肠俞、膀胱俞、中府、中脘、气海、血海、三阴交。

刮痧基本操作

1. 刮拭背腰部的督脉，从身柱开始往下至腰骶部，可分两段进行，每段 20～30 次。

---

2. 刮拭背腰部两侧的膀胱经，从肺俞开始往下，经过大肠俞刮拭至膀胱俞，可分两段进行，每段 20～30 次。

---

3. 用单角刮法刮拭胸部的中府区域，每侧 10～20 次。

---

4. 刮拭腹部正中任脉循行路线上的中脘与气海区域，每段 10～20 次。刮拭两侧胃经循行路线上的天枢区域，10～20 次。

---

5. 刮拭上肢的整条心包经，从肩关节刮拭至腕关节，可分两段进行，每段 15～20 次。

---

6. 刮拭足部内侧脾经循行路线上的血海与三阴交区域，每段 10～20 次。

❧ 大师有话说 ❧

　　产妇应在生产后 4 小时主动排尿，如果排尿很困难的话，也应该在 3～4 小时做一次排尿的动作，这样有利于锻炼膀胱逼尿肌和腹肌的收缩力。常用温水冲洗外阴，做排尿动作时听一些流水声，可疏导排尿。新妈妈不要总躺在床上，躺在床上容易降低排尿的敏感度，有可能阻碍尿液的排出。

外阴瘙痒

外阴瘙痒是外阴各种不同病变所引起的一种症状，多发生在阴蒂、小阴唇，也可波及大阴唇、会阴和肛周。当瘙痒加重时，患者多坐卧不安，以致影响生活和工作。患处的皮肤由于反复刺激和搔抓可继发病变。

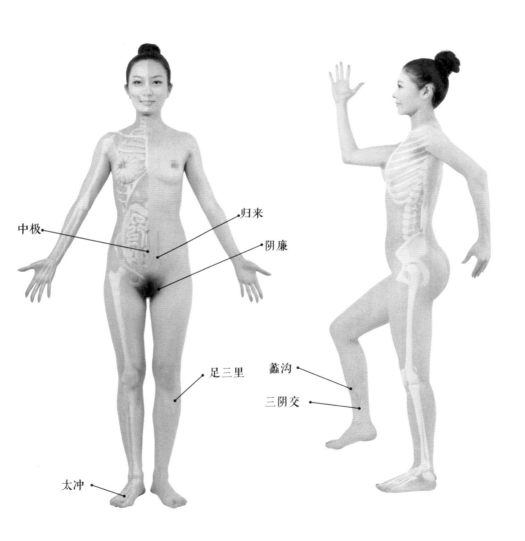

中极
归来
阴廉
足三里
蠡沟
三阴交
太冲

临床表现：阵发性发作，一般夜间重，瘙痒重者，可见皮肤抓痕。

刮痧基本步骤

刮痧体位：仰卧位。

刮痧的部位：腹部、下肢。

刮痧的主要穴位：中极、归来、阴廉、足三里、蠡沟、三阴交、太冲。

刮痧基本操作

1. 刮拭腹部正中的任脉，主要经过中极往下刮至曲骨，20～30次，以局部有温热感或有出痧为宜。

----

2. 刮拭任脉旁的胃经，经过归来往下刮拭，每侧20～30次。以局部有温热感或有出痧为宜。

----

3. 用角刮法刮拭腹股沟部的阴廉，20～30次。以局部有温热感或有出痧为宜。

----

4. 刮拭下肢外侧胃经循行上的足三里区域，每侧15～20次，以局部有温热感或有出痧为宜。

----

5. 刮拭小腿内侧肝经上的蠡沟和脾经上的三阴交区域，每穴10～20次。

----

6. 用刮痧板角部压揉足部的太冲1分钟，以有酸痛感为宜。

❮ 大师有话说 ❯

　　正常女性的外阴有自洁的作用，一周洗3～4次，用温水清洗。如非必要，最好不要用肥皂、盐水或者任何洗涤剂，因为药剂中含有碱性成分，过分地清洗消毒反而会使外阴的菌群失调，导致局部发炎，使瘙痒的程度更为严重。不要穿丁字裤或紧身的内裤，也不要穿紧身的裤子，要多穿宽松透气的裤子。避免食用辛辣刺激食物，多吃蔬菜，保持大便通畅。

更年期综合征

更年期综合征是由雌激素水平下降而引起的一系列症状。更年期妇女，由于卵巢功能减退，垂体功能亢进，分泌过多的促性腺激素，引起自主神经功能紊乱，伴有神经心理症状的一组症候群。

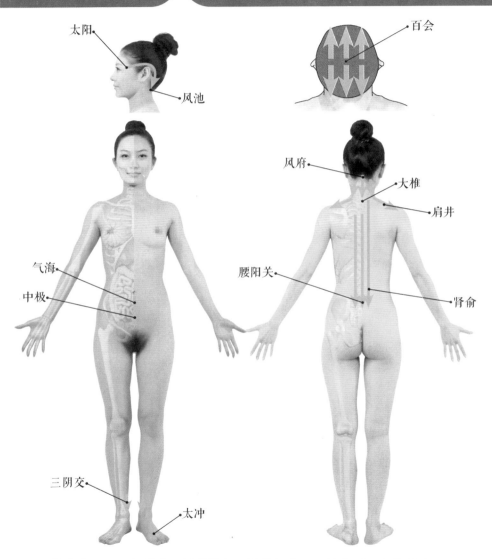

太阳
风池
百会
风府
大椎
肩井
气海
中极
腰阳关
肾俞
三阴交
太冲

临床表现：月经紊乱，烦躁易怒，烘热汗出，心悸失眠，头晕耳鸣，健忘，多疑，性欲减退，面部或下肢水肿，倦怠无力，纳呆便溏，甚至神经异常。

刮痧基本步骤

刮痧体位：俯卧位和仰卧位。

刮痧的部位：头部、肩井部、背腰部、下肢。

刮痧的主要穴位：百会、风府、风池、太阳、肩井、大椎、腰阳关、肾俞、中极、气海、三阴交、太冲。

刮痧基本操作

1. 刮拭后头部，以百会为起点，向后部的风府、风池方向刮拭；然后刮拭前头部，从百会向前部的上行、头维方向刮拭。每段 10 ~ 20 次。

2. 从太阳沿着耳上缘做弧线刮痧，至风池，力道由轻到重，最后减力轻刮，每侧 20 ~ 30 次。然后用刮痧板角部压揉百会、太阳、风池、风府，每穴 1 分钟。

3. 刮拭颈部的督脉，从风府至大椎，10 ~ 20 次。

4. 刮拭颈部膀胱经，从天柱至大肠俞，20 ~ 30 次。

5. 从风池往下经过肩井刮拭至肩峰，可分为两段进行，每段 10 ~ 20 次。

6. 刮拭背腰部的督脉，从陶道至腰阳关，20 ~ 30 次。

7. 刮拭小腹部的任脉，主要从气海经过关元至中极，20 ~ 30 次。

8. 用单角刮法刮拭下肢的三阴交和太冲局部区域，每穴 10 ~ 20 次。

❮ 大师有话说 ❯

更年期是自然的生理过程，首先，调整好自己的心态，保持乐观情绪，消除不应有的恐惧和焦虑。平时需要注意劳逸结合，工作、生活应有规律，睡前不饮酒，不喝茶，不看惊险和悲惨的影片，以保持良好的睡眠。其次，坚持适当的身体锻炼，减慢体力下降，使自己有充足的精力和体力投入工作和生活中。

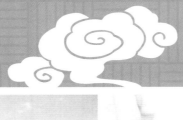
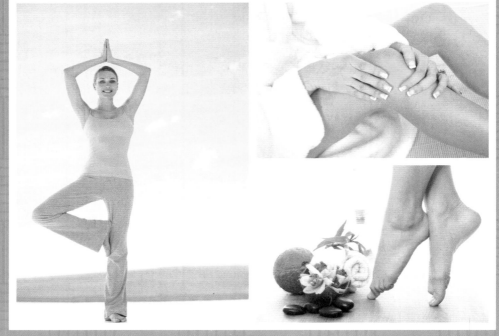

第五章

〈刮〉〈一〉〈刮〉，颈肩腰腿筋骨松

现代人工作压力大，且很少锻炼，经常感觉到身体酸痛及疲劳。刮痧能起到调整人体经脉流通、顺气活血的作用，能够舒缓人体某些部位长时间劳累形成的酸痛，减轻人体疲惫，有利于身心健康。

落枕

落枕又称"失枕"，是一种常见病，好发于青壮年，以冬春季多见。落枕主要原因来自劳损，但也有由于劳损之后，感受风寒湿等邪气，导致颈部经络阻滞而发病。

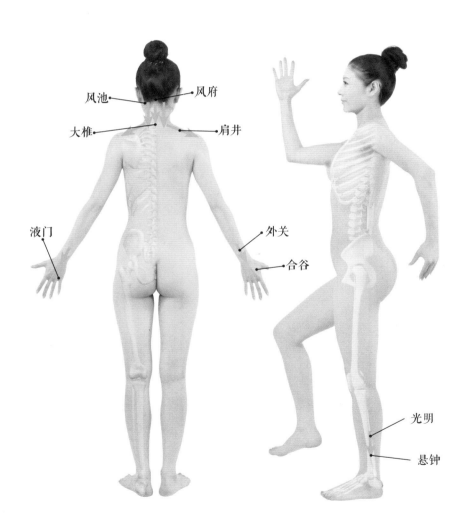

风池　风府

大椎　肩井

液门

外关

合谷

光明

悬钟

临床表现：起床后感觉颈后部、上背部疼痛不适，以一侧为多，或有两侧俱痛者，或一侧重、一侧轻。

刮痧基本步骤

刮痧体位：坐位。

刮痧的部位：颈肩部、四肢。

刮痧的主要穴位：风府、大椎、肩井、风池、合谷、外关、液门、光明、悬钟。

刮痧基本操作

1. 刮拭颈部督脉，从风府至大椎，10～20次。

2. 刮拭颈部膀胱经，从天柱至大杼，每侧10～20次。

3. 从风池向下经过肩井至肩峰，可分两段进行，每段10～20次。然后重点刮拭风池、风府、肩井，每穴1分钟。

4. 刮拭前臂的三焦经循行区域，主要从外关至阳池，每侧10～20次。

5. 用单角刮法刮拭或压揉外关、合谷、液门，每穴1分钟。

6. 刮拭小腿外侧胆经循行区域，主要从光明至悬钟，10～20次。并压揉光明和悬钟。

❮ 大师有话说 ❯

出现落枕的情况时，除了穴位按摩外，还可用热毛巾或热水袋敷脖子或者后脑勺。热敷有利于该部位的血液循环，对缓解落枕情况有非常好的效果。但需要注意的是，落枕后24小时内不建议热敷，以免造成皮下毛细血管破裂而加重炎症反应。落枕后注意不要睡高、硬的枕头。经3天左右的治疗和休息，一般可以缓解疼痛，能活动头颅。如果落枕比较严重时，应尽快去医院治疗，改善局部血液循环，使紧张的肌肉放松，减轻疼痛。

颈椎病

颈椎病是多因颈椎骨、椎间盘及其周围纤维结构损害，致使颈椎间隙变窄、关节囊松弛、内平衡失调的一系列临床综合征，常有颈神经根、脊椎椎动脉等受累症状。颈椎病是中老年人的常见病、多发病之一。

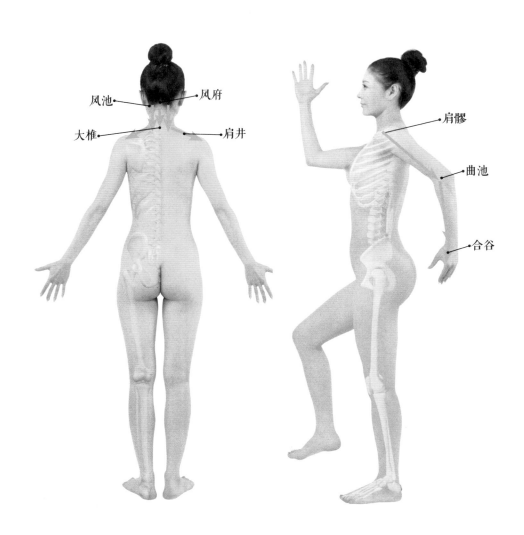

风池　　风府

大椎　　　　肩井

肩髎

曲池

合谷

临床表现：头、颈、肩、臂、上胸背疼痛或麻木，酸沉，放射性痛，无力，上肢及手感觉明显减退，部分患者有明显的肌肉萎缩症状。

刮痧基本步骤

刮痧体位：坐位。

刮痧的部位：颈部、肩部、上肢。

刮痧的主要穴位：风府、风池、大椎、肩井、肩髃、曲池、合谷。

刮痧基本操作

1. 用较轻的手法刮拭颈部的督脉，从风府至大椎。肌肉较薄或棘突明显的，用刮痧板角部压揉，每个间隙 10 ～ 15 秒。

2. 刮拭脖子两旁的膀胱经，主要从天柱至风门，每侧 15 ～ 20 次。

3. 从风池沿着颈部膀胱经两侧做弧线刮拭，经过肩井至肩峰端，可分两段进行，每段 15 ～ 20 次。

4. 用刮痧板角部压揉风府、天柱、风池、肩井等，每穴 10 秒。

5. 沿着手部的手阳明大肠经的循行路线进行刮拭，15 ～ 20 次。压揉肩髃、曲池等穴。

6. 刮拭在第二指骨上的大肠经，10 ～ 20 次，重点在合谷上进行压揉 3 ～ 5 下，酸胀感特别明显。

❰ 大师有话说 ❱

　　颈椎病需要注意保暖，防止受凉，特别是颈部不要对着窗口、风扇、空调等风口吹。枕头不宜过高，应枕在颈部。除自我按摩外，还需每日适度进行颈部锻炼，并注意改善工作习惯，不要长时间低头、伏案工作或使用电脑，避免手持重物。

肩周炎

肩周炎是肩部关节囊和关节周围软组织的一种退行性、炎症性慢性疾患，主要临床表现为患肢肩关节疼痛，活动受限，日久肩关节肌肉可出现废用性萎缩。以50岁左右多见，故有"五十肩"之称。

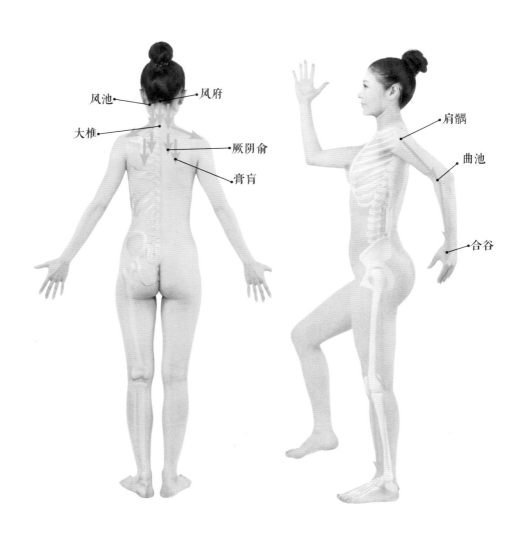

风池　风府
大椎
厥阴俞
膏肓
肩髃
曲池
合谷

临床表现：肩关节疼痛，活动受限，多伴有关节周围肌肉萎缩。

刮痧基本步骤

刮痧体位：坐位或俯卧位。

刮痧的部位：肩部、背部、上肢、下肢。

刮痧的主要穴位：风府、风池、大椎、肩髃、曲池、合谷、厥阴俞、膏肓。

刮痧基本操作

1. 用较轻的手法刮拭颈部的督脉，从风府至大椎。肌肉较薄或棘突明显的，则用刮痧板角部压揉，每个间隙 10 ～ 15 秒。

---

2. 用弧线刮法刮拭，以风池为起点，向下经过肩井刮拭至肩端，可分为两段进行，手法流畅，每侧 15 ～ 20 次。

---

3. 用刮痧板尖端在风府、风池以及肩峰端的凹陷处进行点压，每穴 3 ～ 5 下。

---

4. 先刮背部脊柱旁开 1.5 寸的膀胱经，从颈部天柱一直刮拭至厥阴俞；再刮脊柱旁开 3 寸的膀胱经，从肩中俞至膏肓。每侧 15 ～ 20 次。

---

5. 刮拭天宗区域，每侧 15 ～ 20 次，由轻到重。然后点压天宗，有非常明显的酸痛感。

---

6. 上肢主要刮两处，一处是肩关节周围，一处是由肩髃向下经过曲池刮拭至合谷，每侧 15 ～ 20 次，然后重点点压肩髃、曲池、合谷等穴。

---

7. 刮拭小腿外侧的胃经，每侧 15 ～ 20 次。

❖ 大师有话说 ❖

　　肩周炎在急性期不宜做肩关节的主动活动，要避免过度劳累和提重物。要加强身体各关节的活动和户外锻炼，注意安全，防止意外损伤。注意肩关节局部保暖，随气候变化随时增减衣服，避免受寒、受风及久居潮湿之地。

急性腰扭伤

急性腰扭伤多由于突然受暴力损伤而起，或搬运重物，负重过大或用力过度，劳动时姿势不正确，以及跌仆或暴力直接打击腰部所致。初起腰部疼痛并不剧烈，还能继续工作数小时，1～2天后腰部疼痛才逐渐加重。

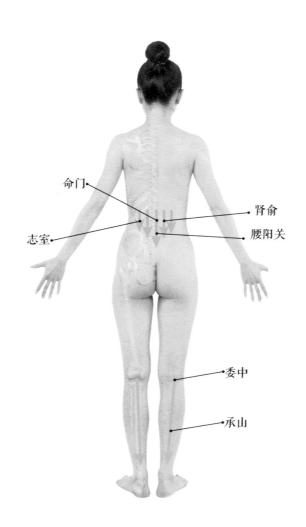

命门

肾俞

志室

腰阳关

委中

承山

临床表现：腰部剧痛，活动不便，坐、卧、翻身困难，甚至不能起床，咳嗽、深呼吸时疼痛加重。

刮痧基本步骤

刮痧体位：俯卧位。

刮痧的部位：腰部、下肢。

刮痧的主要穴位：肾俞、命门、腰阳关、志室、委中、承山。

刮痧基本操作

1. 刮拭腰部的督脉，主要从命门至腰阳关，20～30次。

-----

2. 由内向外，从肾俞刮拭至志室，20～30次，力量适中，以出痧为宜。

-----

3. 用单角刮法局部刮拭腰阳关、肾俞，每穴1分钟。

-----

4. 刮拭小腿背侧的膀胱经，从上往下从委中刮至承山，20～30次。

-----

5. 在小腿处刮痧出痧特别明显、成黑紫色的地方，运用挑痧法，放出紫黑色瘀血，以增加疗效。

❖ 大师有话说 ❖

　　急性腰扭伤需及时治疗，以防演变为慢性腰痛。损伤24小时内，禁止热敷腰部，以免局部出血加重症状。治疗期间，不可进行剧烈运动及过重的体力劳动，宜卧硬板床休息，以促进恢复。可做理疗、推拿以及敷贴胡老翁古法扶正贴等。当急性疼痛减轻后，逐渐锻炼腰部肌肉，能促进组织的修复和愈合，防止粘连和肌肉萎缩。

腰肌劳损

腰肌劳损又称功能性腰痛、慢性下腰损伤、腰臀肌筋膜炎等，实为腰部肌肉及其附着点筋膜或骨膜的慢性损伤性炎症。主要是腰骶部肌肉、筋膜、韧带等软组织的慢性损伤。

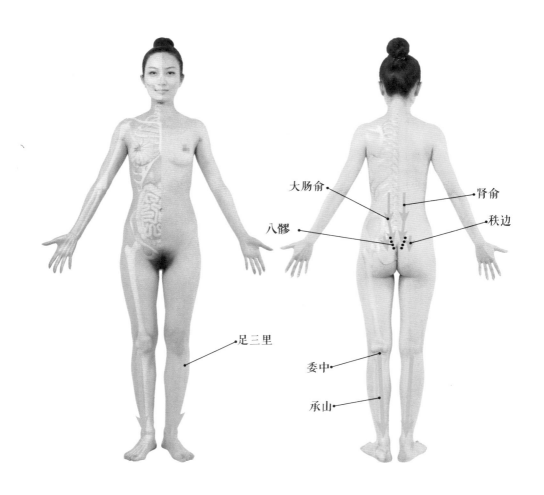

大肠俞

肾俞

八髎

秩边

足三里

委中

承山

临床表现：长期、反复发作的腰背痛，时轻时重，劳累后加重，休息痛减，腰腿活动一般无明显障碍，部分脊柱侧弯，腰脊痉挛，下肢出现牵涉痛等。

刮痧基本步骤

刮痧体位：俯卧位和坐位。

刮痧的部位：腰骶部、下肢。

刮痧的主要穴位：肾俞、大肠俞、八髎、秩边、足三里、委中、承山。

刮痧基本操作

1. 刮拭腰段的督脉，骶部，20～30次。

---

2. 刮督脉两侧的膀胱经，主要是从腰骶段经过肾俞、大肠俞往下刮拭，然后刮拭八髎，每侧20～30次。

---

3. 压揉或局部刮痧秩边，10～20次。

---

4. 刮拭小腿外侧的胃经，主要从足三里往下刮拭，重点在足三里局部区域，每侧10～20次。

---

5. 刮拭小腿后侧的膀胱经，主要从委中到承山，每侧10～20次。可点压委中1～2分钟。

❖ 大师有话说 ❖

　　腰肌劳损患者在劳动中要少做使用腰部力量的高强度体力活动，尽可能经常变换姿势，纠正不良姿势。在康复治疗方面，此症一般主张治疗与功能锻炼同时进行，避免愈后并发症，配合正确的功能活动，可以加快积液的吸收，促进腰肌劳损的康复，注意腰部保暖，避免风寒湿邪侵袭。

腰间盘突出症

腰间盘突出症又称腰椎间盘纤维环破裂症，临床上以腰椎4～5和腰椎5、骶1之间的椎间盘最容易发生病变。多数患者都有急性腰扭伤和慢性劳损史，有些无外伤史，只是猛烈咳嗽或打喷嚏，或夜间睡觉时腰部受风寒所引发。

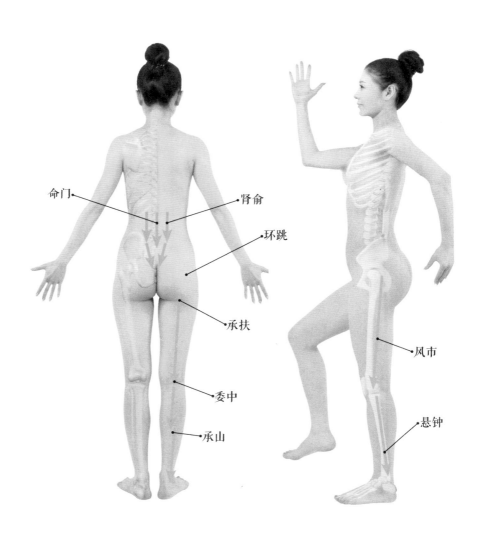

命门　　肾俞

环跳

承扶

风市

委中

承山

悬钟

临床表现：下肢放射痛，腰部活动障碍，脊柱有不同程度的侧弯，患肢温度下降。

刮痧基本步骤

刮痧体位：俯卧位。

刮痧的部位：腰骶部、下肢。

刮痧的主要穴位：命门、肾俞、环跳、承扶、风市、委中、承山、悬钟。

刮痧基本操作

1. 刮拭腰骶部的督脉，从命门往下经过腰阳关直刮至腰骶部，20～30次。

----

2. 刮拭腰骶部两侧的膀胱经，从肾俞往下经过大肠俞、关元俞刮拭至腰骶部，八髎区域，每段20～30次，以有出痧为宜。

----

3. 刮拭下肢胆经的循行区域，局部刮拭环跳，然后往下直刮至风市，可分段进行，每段20～30次。用单角刮法刮拭悬钟区域。

----

4. 刮拭下肢后侧的膀胱经循行区域，从承扶起，往下经过殷门、委中，至承山，以膝关节为界，可分为两段刮拭，每段20～30次，以发热或出痧为宜。刮拭足踝部的昆仑区域，10～20次。

❰ 大师有话说 ❱

　　腰间盘突出症患者，要保持生活规律，避免剧烈运动，适当进行腰背部的伸展锻炼，如燕子飞等。清淡饮食，避免烟酒刺激。尽量不要弯腰和久坐，睡觉时尽量卧硬板床，可以减少椎间盘承受的压力，缓解疼痛。久坐久站都会导致腰腹肌长期用力，腰椎压力增大而引起疼痛，应避免以上动作。疼痛难忍时应及时进行腰椎牵引，以推拿治疗为首选方法。

网球肘

网球肘又称为肱骨外上髁炎，是一种常见的慢性劳损性疾病。起病较慢，多数无明显外伤史，有长期使用肘部、腕部活动的劳损史，好发于右侧。中医认为，网球肘因体质虚弱、筋膜劳损、气血亏虚、筋失去濡养所导致。

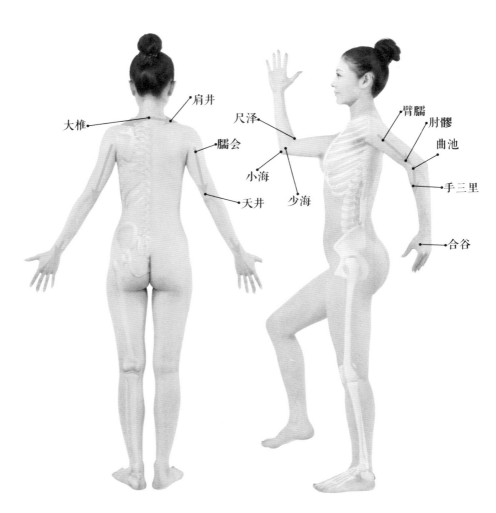

大椎　肩井　尺泽　臑会　小海　天井　少海　臂臑　肘髎　曲池　手三里　合谷

临床表现：肘后外侧酸痛，尤其在旋转背伸、提、拉、端、推等动作时疼痛较为剧烈，同时沿手腕向下放射，局部微肿胀，前臂旋转及握物无力。

刮痧基本步骤

刮痧体位：坐位和仰卧位。

刮痧的部位：肩部、上肢。

刮痧的主要穴位：大椎、肩井、臂臑、肘髎、曲池、手三里、合谷、小海、尺泽、少海、天井、臑会。

刮痧基本操作

1. 刮拭肩部，从大椎刮拭至肩井，每侧 20 ~ 30 次。

----

2. 刮拭上肢大肠经的循行区域，以肘关节为度，上臂从臂臑刮拭至肘髎，前臂从曲池刮拭至手三里、合谷局部区域，每段 15 ~ 20 次。

----

3. 刮拭上肢三焦经的循行区域，上臂从臑会刮拭至天井，然后往下沿着三焦经的循行路线短刮肘局部区域，每段 15 ~ 20 次。

----

4. 刮拭上肢小肠经循行上的小海区域，15 ~ 20 次。

----

5. 刮拭上肢内侧肺经循行上的尺泽区域，15 ~ 20 次。

----

6. 刮拭上肢内侧心经循行上的少海区域，15 ~ 20 次。

❮ 大师有话说 ❯

平时注意不要使肘部过度劳累，在进行劳作，如搬运东西时，可以选用适当的省力工具，如手推车等。在使用电脑或者做家务之前，要充分做热身运动，特别是手臂以及手腕的内旋、外旋、背伸的练习。少喝茶，茶中鞣质含量高，影响钙、铁及蛋白吸收，必要时进行推拿治疗或穴位注射治疗。

坐骨神经痛

坐骨神经痛指坐骨神经病变沿坐骨神经通路发生疼痛，疼痛呈烧灼样或刀刺样，夜间痛感加重。典型表现为一侧腰部、臀部疼痛，并向大腿后侧、小腿后外侧延展。日久，患侧下肢会出现肌肉萎缩或跛行。

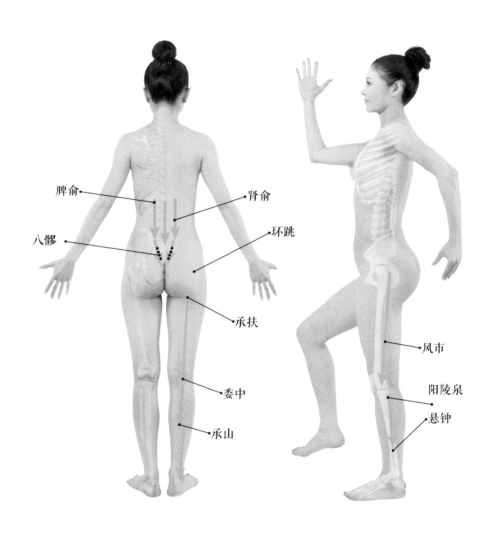

脾俞

肾俞

八髎

环跳

承扶

风市

阳陵泉

悬钟

委中

承山

临床表现：腰部、臀部、大腿后侧、小腿后外侧和足外侧发生的疼痛症状群，疼痛呈烧灼样或刀刺样，夜间痛感加重。

刮痧基本步骤

刮痧体位：俯卧位。

刮痧的部位：腰骶部、下肢、

刮痧的主要穴位：脾俞、肾俞、八髎、环跳、风市、阳陵泉、悬钟、承扶、委中、承山。

刮痧基本操作

1. 刮拭腰段的督脉，从三焦俞开始至腰骶部，20～30次，以局部有温热感或有出痧为宜。

---

2. 刮拭腰部两侧的膀胱经，主要从脾俞往下经过肾俞刮拭至大肠俞，然后刮拭骶部的八髎区域，每段20～30次，以局部有温热感或有出痧为宜。

---

3. 刮拭大腿外侧的胆经循行区域，以膝关节为界，大腿从环跳刮拭至风市，小腿从阳陵泉刮拭至悬钟，每段15～20次。

---

4. 刮拭大腿后侧的膀胱经循行区域，以膝关节为界，大腿从承扶刮拭至委中，小腿从委中刮拭至承山，每段15～20次。

◀ 大师有话说 ▶

　　坐骨神经是人体最粗大的神经，常因腰椎间盘突出受压引起，也容易受神经通路上病变组织器官的压迫而产生放射痛，原发性坐骨神经痛由坐骨神经炎引起。有坐骨神经痛时不一定有腰椎间盘突出，腰椎间盘突出也不一定能引发坐骨神经痛，故需明确病因，辨别治疗。每日饮少许黄酒，对痹痛或瘀痛、肾虚引起的坐骨神经痛有很好的缓解治疗效果。

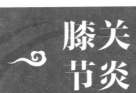

膝关节炎

膝关节炎是最常见的关节炎，是软骨退行性病变和关节边缘骨赘的慢性进行性、退化性疾病。以软骨磨损为其主要因素，好发于体重偏重者和中老年人。在发病前期没有明显的症状。

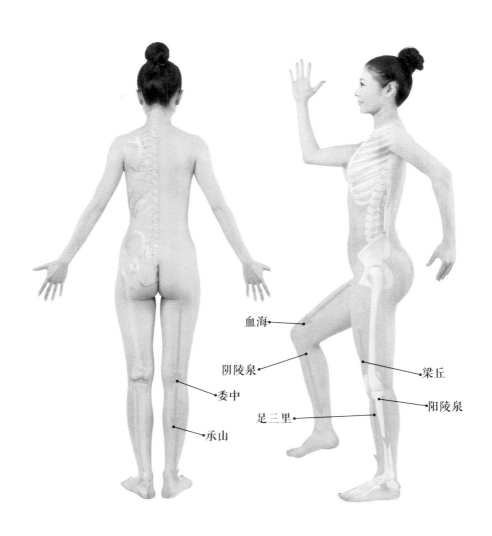

血海

阴陵泉

委中

承山

足三里

梁丘

阳陵泉

临床表现：膝关节深部疼痛、压痛，关节僵硬、僵直、麻木、屈伸不利、无法正常活动、肿胀等。

国医大师图说刮痧

刮痧基本步骤

刮痧体位：仰卧屈膝位与俯卧位。

刮痧的部位：腿部。

刮痧的主要穴位：血海、梁丘、委中、阳陵泉、阴陵泉、足三里、承山。

刮痧基本操作

1. 刮拭腿部的胃经，从伏兔经过阴市刮至梁丘，再从足三里刮至丰隆，15～20次。

2. 刮拭腿部的胆经，先从风市经过中渎刮至膝阳关，再从阳陵泉往下刮至悬钟，每段15～20次。

3. 刮拭大腿内侧的脾经，从上到下刮至血海，再从阴陵泉经过地机至三阴交，每段15～20次。

4. 用刮痧板角部压揉膝关节两侧的膝眼、血海、丘墟，每穴3～5下。

5. 采用俯卧位，推后背的膀胱经，以膝关节为界，分上下两段，每段15～20次。然后重点点压委中、承山等穴。

大师有话说

膝关节遇到寒冷，会使血液循环变差，经常使疼痛加重，所以应注意保暖，必要时戴上护膝，防止膝关节受凉。护膝选择软质的，以保暖为主，不建议长时间穿戴硬质护膝，以免造成关节周围肌肉的废用性萎缩，进而加重疼痛。可以采用加热的方法缓解关节疼痛，如热敷、热水浸泡等，可以增加局部血液的循环，降低痉挛而减轻疼痛。

痛风

痛风是一种由于嘌呤代谢紊乱导致血尿酸增加而引起组织损伤的一组内分泌紊乱疾病。早起无自觉症状，若血尿酸过高时即出现明显症状，主要表现为关节炎、痛风石以及肾结石等。

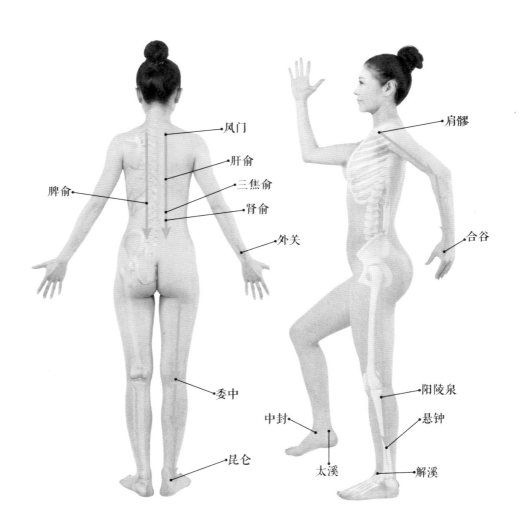

风门
肝俞
三焦俞
肾俞
脾俞
外关
委中
昆仑
肩髎
合谷
阳陵泉
悬钟
中封
太溪
解溪

临床表现：手足小关节以及踝、足跟、膝、腕、肘和指等关节红肿、发热，有明显压痛，关节受限，并伴有发热、头痛等急性发作。

刮痧基本步骤

刮痧体位：坐位和俯卧位。

刮痧的部位：背腰部、四肢。

刮痧的主要穴位：风门、肾俞、肝俞、脾俞、三焦俞、肩髎、合谷、外关、阳陵泉、悬钟、委中、昆仑、解溪、中封、太溪。

刮痧基本操作

1. 刮拭背腰部的膀胱经，从风门刮至肾俞，每侧 20 ～ 30 次。

2. 用刮痧板角部压揉肝俞、脾俞、三焦俞、肾俞，每穴 1 分钟。

3. 刮拭上肢的大肠经循行区域，从肩髎经过曲池、手三里、偏历、合谷往下刮拭。每侧 20 ～ 30 次，以局部有发热或出痧为宜。

4. 刮拭腕背关节局部，主要以外关至阳池，10 ～ 20 次。

5. 刮拭小腿外侧的胆经，从阳陵泉至悬钟，每侧 20 ～ 30 次。

6. 刮拭小腿背侧的膀胱经，从委中至昆仑，每侧 20 ～ 30 次。

7. 用单角刮法刮拭解溪、中封、太溪以及昆仑，每穴 1 分钟。

❮ 大师有话说 ❯

　　痛风的发生主要在 50 岁以上的中老年人，且男性较多。患有此病的患者要注意对嘌呤摄入的控制，且一定要长时间做好控制。在急性发作的时候要选择食用一些低嘌呤的食物，要尽量避免高嘌呤的食物，如沙丁鱼、鲭鱼、黄豆、动物内脏等食物。

进行性肌营养不良

进行性肌营养不良是一种原发于肌肉的遗传性疾病，多因肌肉长期缺血或长期不能随意收缩造成的肌纤维萎缩退化所致。本病可由多种遗传方式引起，其临床表现各具有不同的特点，因而形成许多类型。

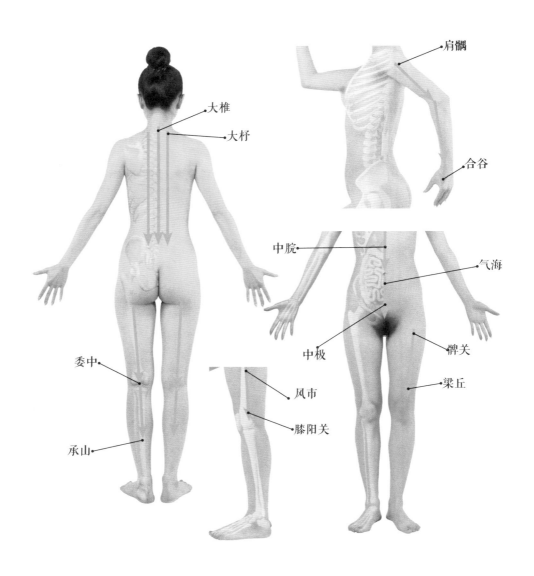

临床表现：缓慢进行的肌肉萎缩、肌无力及不同程度的运动障碍。

刮痧基本步骤

刮痧体位：俯卧位和仰卧位。

刮痧的部位：背腰骶部、腹部、四肢。

刮痧的主要穴位：大椎、大杼、气海、中极、中脘、肩髃、合谷、髀关、梁丘、风市、膝阳关、委中、承山。

刮痧基本操作

1. 刮拭背部的督脉，从大椎往下刮至胸段、腰段和腰骶段，每段 20 ～ 30 次，以局部温热或出痧为度。

----

2. 刮拭督脉旁开 1.5 寸的膀胱经第一侧线，起自大杼，往下依次刮胸段、腰段以及腰骶段，每段 20 ～ 30 次。

----

3. 刮拭腹部正中的任脉，上腹部从上脘到下脘，下腹部从气海经关元至中极，每段 20 ～ 30 次。重点刮拭中脘。

----

4. 刮拭上肢的大肠经，从肩髃经过曲池刮拭至合谷，每侧 10 ～ 20 次，在肩髃和曲池处可加重力气刮拭。

----

5. 刮拭下肢外侧的胃经与胆经，还有背侧的膀胱经，胃经从髀关经伏兔、阴市至梁丘，胆经从环跳经风市至膝阳关，膀胱经从委中至承山，每段 20 ～ 30 次。

❰ 大师有话说 ❱

　　饮食均衡，营养丰富，合理的膳食，可多摄入一些高纤维以及新鲜的蔬菜和水果，荤素搭配，食物品种多元化，充分发挥食物间营养物质的互补作用，对预防此病也很有帮助。适当体育锻炼，增强抵抗力。对于呼吸肌受累的患儿，应尽量避免呼吸道感染，发生呼吸道感染时要加强呼吸道管理。

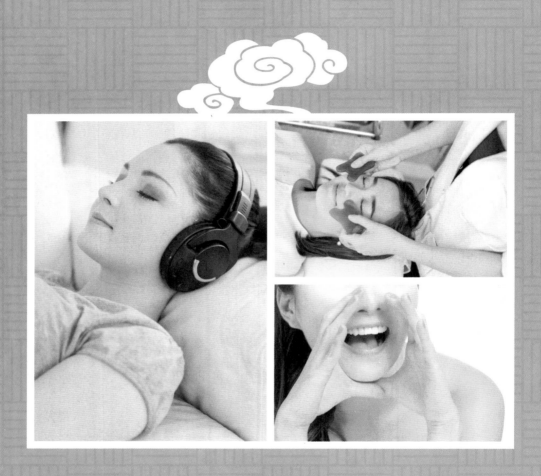

第六章

（刮）（一）（刮），目明耳聪口鼻健

耳鸣、近视、鼻炎等在现代生活中很常见。经常有针对性地刮拭经络穴位，有助于防治各种疾病，达到祛病强身的目的。悉心掌握这些方法，对现代人防病治病极为有益。

耳聋耳鸣

耳鸣、耳聋是中医两个症状性疾病。耳鸣是指自觉耳内鸣响，或如潮水声，或大或小；耳聋是指不同程度听觉减退，轻者称为重听，重者甚至听觉完全消失而成全聋。耳鸣可伴发耳聋，耳聋也可由耳鸣发展而来。

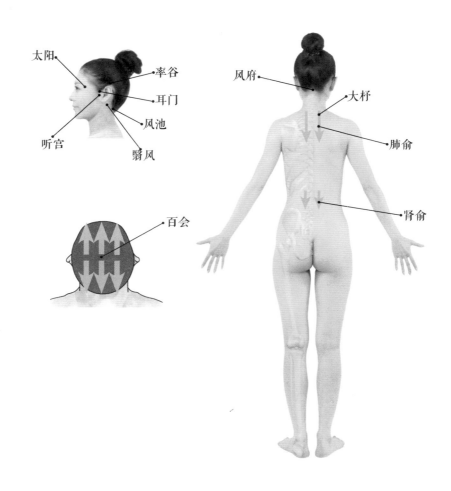

临床表现：听力障碍、减退甚至消失。

刮痧基本步骤

刮痧体位：坐位和俯卧位。

刮痧的部位：头部、背部、腰部。

刮痧的主要穴位：百会、风府、风池、太阳、率谷、翳风、耳门、听宫、大杼、肺俞、肾俞。

刮痧基本操作

1. 以百会为界，刮拭后头部，主要从百会刮至风府、风池，每段 10 ~ 20 次。

2. 以百会为界，前头部，主要从百会刮至上星、头维，每段 10 ~ 20 次。

3. 以百会为起点，侧头部，分别向太阳、率谷、风池刮拭，每段 10 ~ 20 次。

4. 用刮痧板角部压揉风池、翳风、耳门、听宫，每穴 1 分钟。

5. 刮拭背部膀胱经，主要从大杼经风门至肺俞，20 ~ 30 次。

6. 用单角刮法刮拭左右肾俞局部区域，20 ~ 30 次。

❮ 大师有话说 ❯

　　耳聋、耳鸣发生后，应尽量避免接触噪声，还应戒烟禁酒，不喝浓茶、咖啡和其他刺激性饮品。适度的体育锻炼也很有必要，可促进全身血液循环，增加人体新陈代谢，加强内耳器官的供血，如打太极拳、散步、慢跑、游泳等。因疾病起因较慢，病程都在非常短的时间内发生，治疗一般需要较长的时间，因此患者在配合治疗过程中要有恒心，不要轻易放弃。

咽喉肿痛

咽喉肿痛是口咽和喉咽部病变的主要症状，以咽喉部红肿疼痛、吞咽不适为特征，属中医"喉痹"范畴。中医认为，是以外邪侵犯咽喉；或邪气留滞咽喉日久；或脏腑虚损，咽喉失去濡养；或虚火上扰所致。

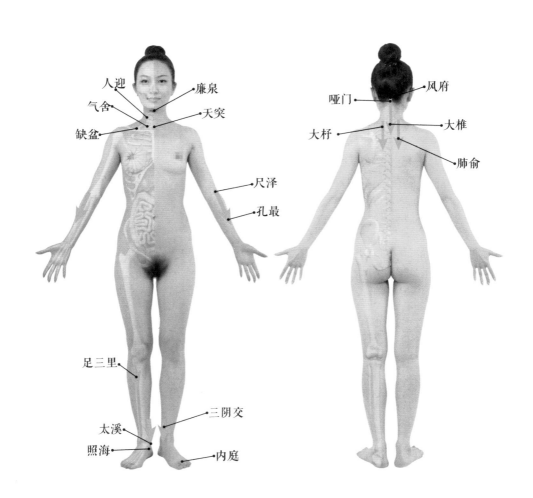

人迎　廉泉　气舍　天突　缺盆　尺泽　孔最　足三里　三阴交　太溪　照海　内庭

哑门　风府　大杼　大椎　肺俞

临床表现：咽部红肿疼痛，或干燥，有异物感、咽痒不适等。

刮痧基本步骤

刮痧体位：坐位、俯卧位以及仰卧位。

刮痧的部位：颈部、背部、四肢。

刮痧的主要穴位：风府、大椎、大杼、哑门、肺俞、天突、廉泉、缺盆、气舍、人迎、尺泽、孔最、足三里、三阴交、太溪、照海、内庭。

刮痧基本操作

1. 直线从风府刮拭至大椎，10～20次。

2. 刮拭天柱至大杼，每次10～20次。用刮痧板角部点压哑门。

3. 刮拭颈前部，从人迎到气舍、缺盆区域，力道要轻，每侧10～20次。用刮痧板角部点压天突、廉泉。

4. 刮拭上肢肺经，从尺泽至孔最，每侧20～30次。用刮痧板角部点压列缺、太渊、鱼际。

5. 刮拭背部两侧膀胱经循行区域，从大杼至风门、肺俞，每侧20～30次。

6. 用单角刮法刮拭下肢的足三里、三阴交、太溪、照海、内庭，每穴10～20次。

❮ 大师有话说 ❯

烟酒既刺激咽喉，又可使机体功能受损，应坚决戒除。咽喉肿痛时，少食煎炒和有刺激性的食物。避免用嗓过度或大声喊叫，注意休息，减少操劳，适当锻炼身体，增加体质与抗病能力。另外，还要注意在寒冷或风沙的天气出门时戴好口罩，防止冷空气对咽部的刺激。

过敏性鼻炎

过敏性鼻炎是指具有过敏体质的患者接触了过敏原之后，发生在鼻黏膜的免疫性疾病。发生的条件是：特异性抗原（即引起机体免疫反应的物质）、特应性个体（即个体差异、过敏体质），二者相遇。

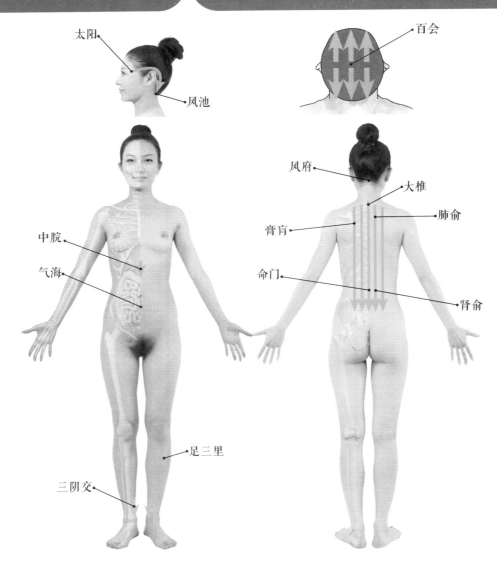

太阳

风池

百会

风府

大椎

膏肓

命门

肺俞

肾俞

中脘

气海

足三里

三阴交

临床表现：鼻子阻塞，流水样鼻涕，打喷嚏，鼻痒，嗅觉减退等。

刮痧基本步骤

刮痧体位：坐位、俯卧位以及仰卧位。

刮痧的部位：头面部、背腰部、腹部、下肢。

刮痧的主要穴位：百会、风府、风池、命门、肺俞、肾俞、膏肓、足三里、三阴交、涌泉、气海、中脘。

刮痧基本操作

1. 以百会为界，前头部与后头部，前头部由百会向上星、头维方向刮拭，后头部由百会向风府、风池方向刮拭，每段 15 ~ 20 次。

2. 以太阳为起点，沿着耳上缘向后面风池方向刮拭，每侧 15 ~ 20 次。

3. 用刮痧板角部压揉风府、太阳、迎香，每穴 1 分钟。

4. 刮拭背腰部的督脉，从大椎经过身柱、命门往下刮拭，20 ~ 30 次。

5. 刮拭背腰部膀胱经循行区域，从大杼经过肺俞、肾俞往下刮拭，20 ~ 30 次。

6. 刮拭背腰部膀胱经循行区域，从附分经过膏肓、志室往下刮拭，20 ~ 30 次。

7. 用单角刮法刮拭腹部中脘、气海，每穴 10 ~ 20 次。

8. 用单角刮法刮拭下肢足三里、三阴交、涌泉，每穴 10 ~ 20 次。

❦ 大师有话说 ❧

　　鼻炎的产生跟抵抗力低下有一定关系，鼻炎患者最好积极进行体育锻炼，增强体质，增强机体免疫力。日常饮食要清淡，不要吃辛辣的食物，鱼虾等腥味的食物要少吃。平时用盐水洗鼻可以有效地清洁鼻腔，能调节鼻的湿度和促进鼻腔的血液循环。感冒流行期间，外出戴口罩，避免公众集会，尽量少去公共场所。

慢性鼻炎

慢性鼻炎是指鼻黏膜及黏膜下层的慢性炎症，主要是因急性鼻炎反复发作或失治而造成。此外，慢性扁桃体炎、鼻中隔弯曲、鼻窦炎及邻近组织病灶的反复感染，有害气体、粉尘、花粉等长期刺激，皆可引发此病。

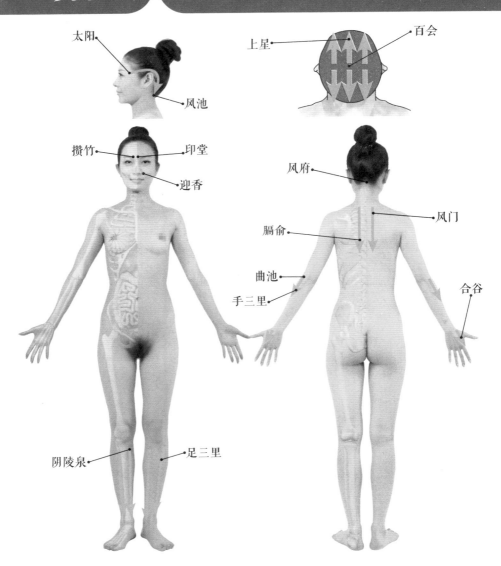

太阳
风池
上星
百会
攒竹
印堂
迎香
风府
风门
膈俞
曲池
手三里
合谷
阴陵泉
足三里

临床表现： 突发性鼻痒，连续喷嚏，鼻塞流涕，分泌物增多，嗅觉减退，咽喉干燥，头痛，头晕。

刮痧基本步骤

刮痧体位：坐位和俯卧位。

刮痧的部位：头面部、背部、四肢。

刮痧的主要穴位：百会、上星、风池、印堂、攒竹、迎香、风门、膈俞、曲池、手三里、合谷、足三里、阴陵泉，太阳、风府。

刮痧基本操作

1. 以百会为中心，向四周发散式刮拭，3 ~ 5分钟。然后用刮痧板角部压揉百会、上星。

2. 从太阳沿着耳上缘做弧线刮痧，至风池，可分为两段进行，力道由轻到重，最后减力轻刮，每段20 ~ 30次。用刮痧板角部点压风池1 ~ 3分钟。

3. 点压面部的穴位，印堂、攒竹、迎香每穴1 ~ 3分钟。

4. 刮拭背部两侧的膀胱经，从风门刮至膈俞，每侧20 ~ 30次。

5. 刮拭上肢的大肠经，从曲池刮至手三里，然后刮拭合谷区域，每段10 ~ 20次。

6. 刮拭小腿外侧胃经和内侧脾经的循行区域，胃经主要刮拭足三里区域，脾经主要刮拭阴陵泉区域，每段10 ~ 20次。

❖ 大师有话说 ❖

　　慢性鼻炎在饮食上营养要均衡，饮食多样化。多食含维生素较多的蔬菜、水果，如青菜、苹果、菠菜、胡萝卜等。平时要积极锻炼身体，增强抵抗力，预防感冒的发生。鼻腔有分泌物时不要用力擤鼻，应堵塞一侧鼻孔擤净鼻腔分泌物，再堵塞另一侧鼻孔擤净鼻腔分泌物。

麦粒肿

麦粒肿是眼睑腺体受到葡萄球菌感染引起的肌性化脓性炎症，又称为"针眼"。眼睑有两种腺体：在睫毛根部的叫皮脂腺，其开口于毛囊；靠近结膜面、埋在睑板里的叫睑板腺，开口于睑缘。麦粒肿就是这两种腺体的急性化脓性炎症。

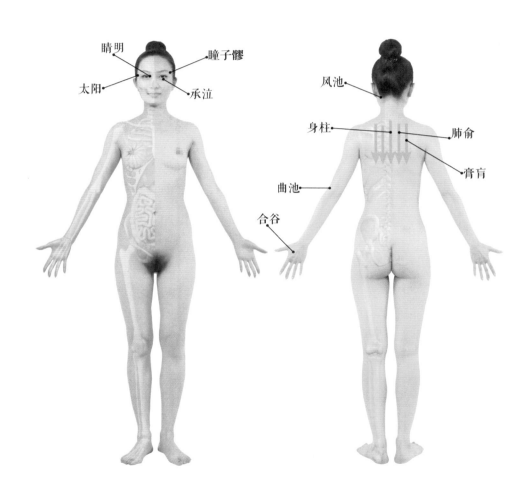

睛明　　　瞳子髎
太阳　　　承泣
风池
身柱　　　肺俞
　　　　　膏肓
曲池
合谷

临床表现：初起眼睑痒、痛、胀，之后以疼痛为主，患处皮肤红肿，触之有结节、压痛，在 2～5 天后眼睑结膜面出现黄色脓头。

刮痧基本步骤

刮痧体位：坐位和俯卧位。

刮痧的部位：头面部、背部、上肢。

刮痧的主要穴位：睛明、承泣、瞳子髎、太阳、风池、身柱、肺俞、膏肓、曲池、合谷。

刮痧基本操作

1. 局部压揉眼部四周的睛明、承泣、瞳子髎，每穴 1～2 分钟。

2. 局部刮拭两侧的太阳和风池，每侧每穴 10～20 次。

3. 刮拭背部的督脉，从身柱往下刮至至阳，10～20 次。

4. 刮拭背部两侧的膀胱经循行区域，第一侧线从肺俞往下刮拭至膈俞，每侧 10～20 次；第二侧线以相同的长度经过膏肓往下刮拭，每侧 10～20 次。

5. 用单角刮法刮拭手肘部的曲池区域，每侧 10～20 次。

6. 用刮痧板角部压揉合谷，1～2 分钟。

❮ 大师有话说 ❯

　　患了麦粒肿后要及时治疗，因为早期症状轻微，通过局部治疗往往就能控制其发展，炎症可很快消退而治愈。平时不要用脏手揉眼睛，以免将细菌进入眼内，引起感染。不要食用辛辣刺激性的食物，如葱、蒜、辣椒、韭菜等；腥发的食物，如猪头肉、羊肉、狗肉、酒等，也是禁止吃的，一定要引起重视。

近视

近视是当眼球处于静止状态下，5米或5米以外的平行光线进入眼内，聚焦成像于视网膜前面者。近视的发生和发展与近距离工作的关系非常密切。从事文字工作或其他近距离工作的人，近视比较多。

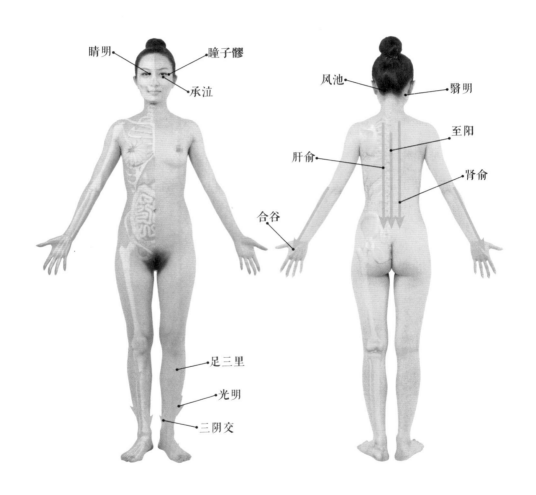

睛明　瞳子髎　承泣　风池　翳明　至阳　肝俞　肾俞　合谷　足三里　光明　三阴交

临床表现：近看清晰，远看模糊，喜眯眼视物，喜近距离工作，常伴有视疲劳、头痛、眼痛眼胀、恶心，甚至发生外斜视。

刮痧基本步骤

刮痧体位：坐位和俯卧位。

刮痧的部位：头面部、背腰部、四肢。

刮痧的主要穴位：睛明、瞳子髎、承泣、翳明、风池、肝俞、肾俞、至阳、合谷、足三里、光明、三阴交。

刮痧基本操作

1. 局部压揉眼部四周的睛明、承泣、瞳子髎，每穴 1 ~ 2 分钟。

---

2. 刮拭颈后侧的风池与经外穴翳明，局部刮拭，每穴刮 10 ~ 20 次。

---

3. 刮拭背腰部的督脉，从至阳往下刮至腰骶部，20 ~ 30 次。

---

4. 刮拭内腰部两侧的膀胱经，经过肝俞、肾俞往下刮拭至腰骶部，每侧 20 ~ 30 次。

---

5. 用单角刮法沿着大肠经的循行路线刮拭合谷，每侧 10 ~ 20 次，压揉合谷。

---

6. 刮拭足部外侧的胃经上的足三里和胆经上的光明区域，每穴 10 ~ 20 次。

---

7. 刮拭小腿内侧脾经上的三阴交，每侧 10 ~ 20 次。

❖ 大师有话说 ❖

　　近视可导致许多并发症，如青光眼、白内障、玻璃体病变等，不能掉以轻心。平时需要养成良好的用眼卫生习惯，不要趴着、躺着看书，不要在强光或昏暗的地方看书，看书时间不要持续过长。定期检查视力，发现视力下降要及时诊治，近视程度加深时要及时重新验光配镜。

远视

当眼球处于静止状态下，5 米或 5 米以外的平行光线进入眼内，聚焦成像于视网膜后面者，称为远视。中度和高度远视常有不同程度的眼底变化，较常见的是假性视神经炎，少数重者可呈假性视盘水肿。

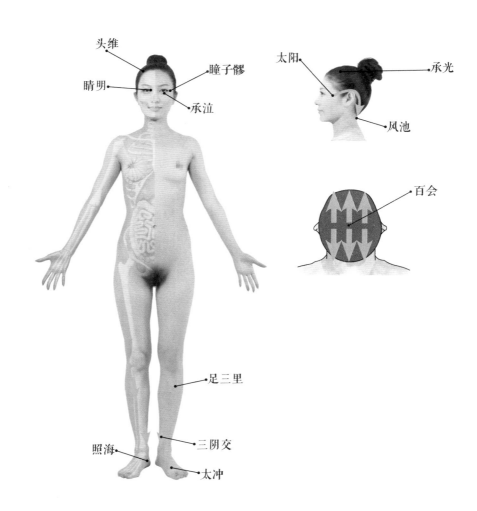

头维
睛明
瞳子髎
承泣
太阳
承光
风池
百会
足三里
照海
三阴交
太冲

临床表现：望远处视力良好，看近处时经常出现头胀痛、视物不清、眼眶痛，甚至恶心等。

刮痧基本步骤

刮痧体位：坐位。

刮痧的部位：头面部、下肢。

刮痧的主要穴位：睛明、承泣、瞳子髎、风池、百会、承光、头维、足三里、三阴交、照海、太冲、太阳。

刮痧基本操作

1. 局部压揉眼部四周的睛明、承泣、瞳子髎，每穴 1 ~ 2 分钟。

2. 局部刮拭太阳，然后从太阳作一条曲线，从太阳经过率谷刮拭至风池。

3. 以百会为起点，前头部以神庭及两侧的头维为终点，后头部以风府与两侧的风池为终点，在这六条线上刮拭。

4. 用刮痧板角部压揉头部百会、承光、头维，每穴 1 ~ 2 分钟。

5. 刮拭下肢外侧胃经上的足三里区域，从上往下，10 ~ 20 次。

6. 刮拭下肢内侧脾经上的三阴交与肾经上的照海，每穴 10 ~ 20 次。

7. 用刮痧板角部压揉足部的太冲，1 ~ 2 分钟。

❧ 大师有话说 ❧

要及时治疗以矫正视力，防止弱视的发生。和近视一样，远视也需验光配镜，并且要注意定期复查，避免在不知不觉中加深度数，也能根据变化情况及时更换眼镜。平时注意营养保健，预防视力进一步改变。少食甜食，多放松调节，看近 40 分钟左右要看远，多食富含维生素 A 的食物。运动方面可以多打打乒乓球。

弱视

弱视是眼球没有器质性病变，矫正视力低于相应年龄的视力。本病是与视觉发育紧密相关的眼病，表现为视觉系统发育过程中呈现出不同程度的视力丧失，通常为单眼受累。弱视可以通过治疗恢复正常，早发现早治疗，预后好。

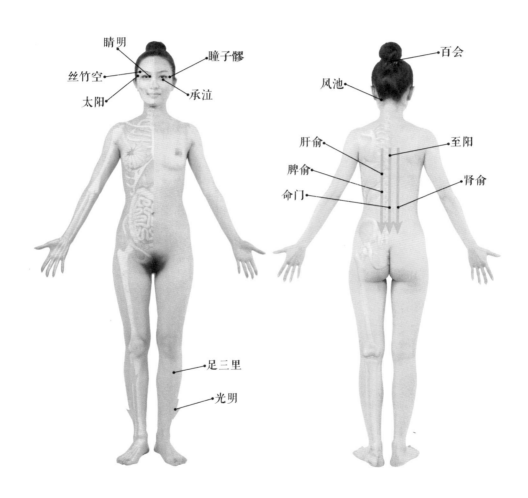

睛明　丝竹空　太阳　瞳子髎　承泣　百会　风池　肝俞　脾俞　命门　至阳　肾俞　足三里　光明

临床表现：视力和屈光异常，分读困难，眼球运动障碍，视功能损害，固视异常。

刮痧基本步骤

刮痧体位：俯卧位和仰卧位。

刮痧的部位：头面部、背腰部、下肢。

刮痧的主要穴位：睛明、承泣、瞳子髎、丝竹空、太阳、百会、至阳、命门、肝俞、脾俞、肾俞、足三里、光明、风池。

刮痧基本操作

1. 局部压揉眼部四周的睛明、承泣、瞳子髎、丝竹空，每穴 1 ~ 2 分钟。
----
2. 用单角刮法刮拭太阳局部区域，10 ~ 20 次。局部刮拭头部的百会，15 ~ 20 次。
----
3. 刮拭背腰部的督脉，从至阳往下刮拭至命门，20 ~ 30 次。
----
4. 刮拭背腰部两侧的膀胱经，主要从膈俞往下，经过肝俞、脾俞刮拭至肾俞，每侧 20 ~ 30 次，以有出痧为宜。
----
5. 刮拭小腿外侧的胃经循行区域，主要刮拭足三里区域，每侧 10 ~ 20 次。
----
6. 刮拭小腿外侧胆经循行区域，主要刮拭光明区域，每侧 10 ~ 20 次。

❧ 大师有话说 ❧

弱视越早治疗，效果越好，因为弱视是视力发育不良，而视觉发育存在关键期。如果过了关键期，则治疗效果很差，因此一旦发现孩子存在弱视，要立即进行训练，越早矫治越容易康复。当两眼视力相差较大时，在进行视觉训练时必须遮盖视力较好的眼睛。

白内障

白内障是指晶状体由于年老等因素引起混浊的眼疾。初患病者自觉视力模糊，眼前有黑影随眼球转动，眼部无肿痛。中医认为，此病多因年老体衰、肝肾两亏、精血不足或脾虚失运，精气不能上荣于目所致。

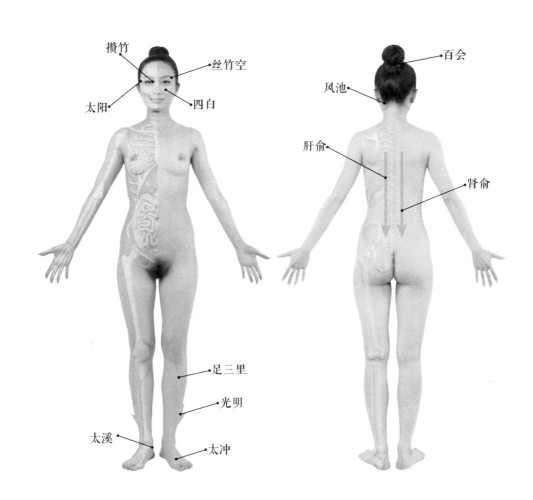

攒竹
丝竹空
太阳
四白
百会
风池
肝俞
肾俞
足三里
光明
太溪
太冲

临床表现：视力进行性减退，有眩光感，或单眼复视，近视度数增加。

刮痧基本步骤

刮痧体位：仰卧位和俯卧位。

刮痧的部位：头面部、腰部、下肢。

刮痧的主要穴位：攒竹、丝竹空、四白、太阳、百会、风池、肝俞、肾俞、足三里、光明、太溪、太冲。

刮痧基本操作

1. 用刮痧板角部点揉眼眶周围的重要腧穴，攒竹、丝竹空、四白、太阳，每穴 1～2 分钟，以局部有酸胀感为宜。

----

2. 刮拭百会局部区域，20～30 次。

----

3. 刮拭后头部的风池局部区域，每侧 15～20 次。

----

4. 刮拭腰背部两侧的膀胱经，主要从肝俞刮至肾俞，每侧 20～30 次。重点刮拭肝俞和肾俞。

----

5. 用角刮法刮拭小腿外侧胃经上的足三里与胆经上的光明，每穴 10～20 次。

----

6. 刮拭足内侧肾经上的太溪与足背肝经上的太冲，每穴 10～20 次。

❧ 大师有话说 ❧

　　白内障患者在眼睛的使用程度上以眼睛不觉得疲倦为度，保持正确的用眼姿势，保持恰当的距离，并且保证光源的充足。每用眼 1 小时左右，应让眼睛放松休息一下，或闭目养神，或仰望天空，或眺望远方，使眼睛得到充分的休息。平时不用手揉眼，不用不洁手帕、毛巾擦眼、洗眼等。

牙痛

牙痛是指牙齿因各种原因引起的疼痛，为口腔疾患中的常见症状之一。现代医学认为，牙痛多由牙齿本身、牙周组织以及牙周脓肿、急性化脓性上颌窦炎等引起。多见于龋齿、牙髓炎、牙外伤、牙本质过敏等。

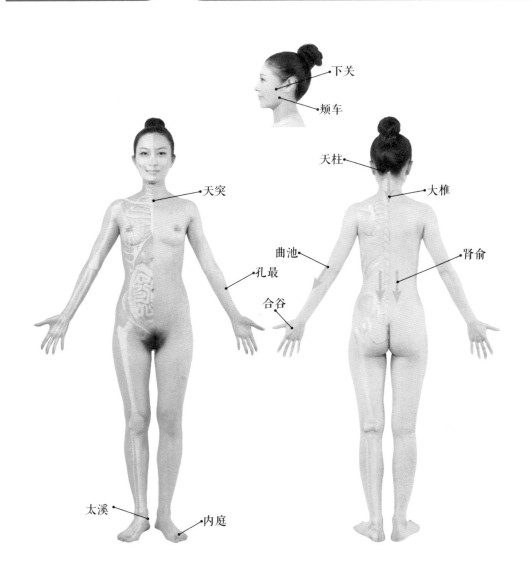

下关

颊车

天柱

大椎

天突

曲池

孔最

肾俞

合谷

太溪

内庭

临床表现：牙齿疼痛，咀嚼困难，遇冷、热、酸、甜疼痛加重。

刮痧基本步骤

刮痧体位：坐位和俯卧位。

刮痧的部位：面部、颈部、腰部、四肢。

刮痧的主要穴位：下关、颊车、大椎、天柱、肾俞、天突、曲池、合谷、孔最、太溪、内庭。

刮痧基本操作

1. 点揉下关、颊车，1 ~ 2 分钟，力道宜重。

---

2. 刮拭颈部督脉，从风府到大椎，10 ~ 20 次，重点刮拭大椎。然后再局部刮拭天柱，10 ~ 20 次。

---

3. 刮拭腰段的膀胱经，经过肾俞往下刮拭，每侧 20 ~ 30 次。

---

4. 压揉两锁骨中间的天突，1 ~ 2 分钟。

---

5. 局部刮拭大肠经上的曲池到手三里以及合谷区域，每段 10 ~ 20 次。

---

6. 刮拭肺经上的孔最区域，10 ~ 20 次。

---

7. 用单角刮法刮拭足部的太溪，10 ~ 20 次；压揉内庭，1 ~ 2 分钟。

❰ 大师有话说 ❱

　　牙痛时不要食用刺激性、油腻、较凉及较热的食物，那样容易导致炎症继续发作。当情况变得严重，牙痛到连带整个面部、脑部都疼痛起来，应服用药物或及时就医。注意口腔卫生，养成"早晚刷牙，饭后漱口"的良好习惯。多食用一些清胃火及清肝火的食物，如南瓜、西瓜、荸荠、芹菜、萝卜等。

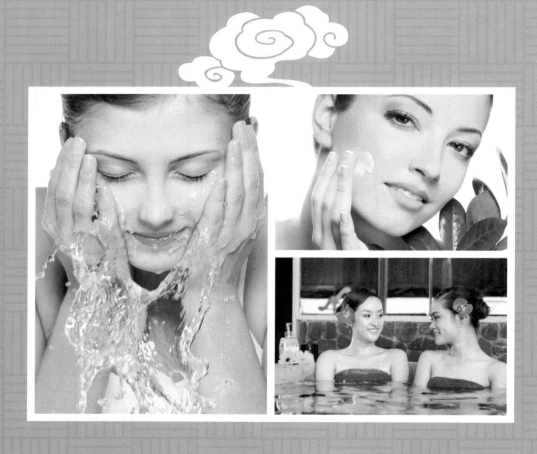

第七章

（刮）（一）（刮），肤如凝脂光彩照人

刮痧由于是直接刺激皮肤内的神经末梢及毛细血管，因此通过神经传递，可以产生相应的调节作用，从而达到治疗效果。体内所瘀积的瘀血、秽浊之气得到宣泄，从而获得去黑、去黄气的效果，可以使肌肤得到舒缓，美容养颜。

荨麻疹

荨麻疹俗称"风疹块"，是常见的过敏性皮肤病，是局限性风团骤然而生，常可持续数小时至十余小时，愈后不留瘢痕，有剧烈的瘙痒及烧灼感。

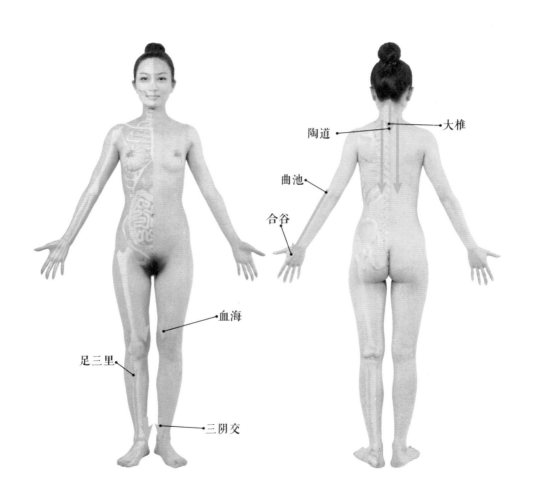

陶道　大椎
曲池
合谷
血海
足三里
三阴交

临床表现：皮肤瘙痒，随即出现风团，呈鲜红色或苍白色、皮肤色。少数患者有水肿性红斑，风团逐渐蔓延，融合成片。

刮痧基本步骤

刮痧体位：坐位和俯卧位。

刮痧的部位：颈部、背腰部、四肢。

刮痧的主要穴位：大椎、陶道、曲池、合谷、血海、三阴交、足三里。

刮痧基本操作

1. 从风府经过大椎刮拭至陶道，10 ~ 20 次，力道不宜过重。棘突明显者，用刮痧板角部压揉椎间隙，每个椎间隙 3 ~ 5 次。

---

2. 刮拭脊柱旁开 1.5 寸的膀胱经，从上至下，每侧 20 ~ 30 次。在膈俞穴区域重点刮拭。

---

3. 刮拭上肢外侧的大肠经，主要从曲池刮拭至合谷，每侧 20 ~ 30 次，以区域有温热感或出痧为宜。

---

4. 刮拭下肢内侧的脾经循行区域，主要在血海和三阴交局部区域进行刮拭，每穴 20 ~ 30 次，力道稍重，以局部有温热感或出痧为宜。

---

5. 用单角刮法刮拭或压揉胃经上的足三里，1 ~ 2 分钟。

◆ 大师有话说 ◆

　　本病最好的治疗方法是找到过敏原，通过逐渐脱敏疗法，从而达到根治的目的。荨麻疹患者如有条件，应首先去医院查找致病因素，以便除去或避免接触这些因素。对过敏性体质的人应尽量避免接触易引起过敏的食物、药物、植物及化学物品，减少过冷、过热及日晒的刺激。

痤疮

痤疮是一种毛囊与皮脂腺的慢性炎症性皮肤病，以面、上胸、背部等处的粉刺、丘疹、脓疱等皮损为主要症状。因为其初起损害多有粉刺，所以又被称为"粉刺"。本病的发生与过食脂肪、糖类，消化不良，休息欠佳等因素有关。

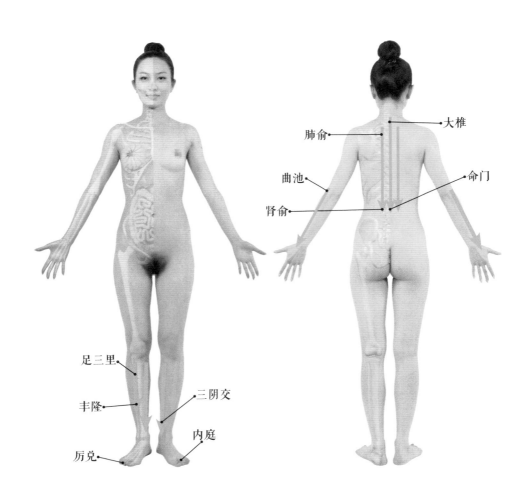

肺俞

大椎

曲池

命门

肾俞

足三里

丰隆

三阴交

内庭

厉兑

临床表现：闭合性的典型皮损是约1毫米大小的肤色丘疹，无明显毛囊开口；开放性表现为圆顶状丘疹伴显著扩张的毛囊开口。

刮痧基本步骤

刮痧体位：坐位和俯卧位。

刮痧的部位：腰背部、四肢。

刮痧的主要穴位：大椎、命门、肺俞、肾俞、曲池、足三里、丰隆、三阴交、内庭、历兑。

刮痧基本操作

1. 刮拭背部正中的督脉，从大椎至命门，用泻法，20～30次。然后同样长度刮拭两侧的夹脊穴，20～30次。

------

2. 刮拭背腰部两侧的膀胱经循行路线，从肺俞至肾俞，用泻法，每侧20～30次。

------

3. 刮拭前臂上大肠经循行路线的区域，重点刮拭曲池，每侧10～20次。

------

4. 刮拭小腿外侧胃经，主要从足三里至丰隆，20～30次。

------

5. 刮拭下肢内侧的脾经，主要从阴陵泉至三阴交，每侧20～30次。

------

6. 用刮痧板的边角刮拭或点压、按揉胃经上的内庭、历兑，每穴10～20次。

❮ 大师有话说 ❯

　　注意面部的清洁，可用温水洗脸，用可产生丰富泡沫的洁面乳清洁脸上油脂，再使用润肤水，收紧毛孔。建议每周敷一片面膜，要使用补水锁水类的面膜。不要食用过于刺激的食物，多食用瓜果、蔬菜。另外，要保持心情舒畅。

黄褐斑

黄褐斑是一种病因不明的面部色素代谢异常，以出现黄褐斑片为特征的皮肤病。因为黄褐斑的形状常似蝴蝶，所以又名"蝴蝶斑"。多见于年轻的女性，尤其是妊娠期女性常见。

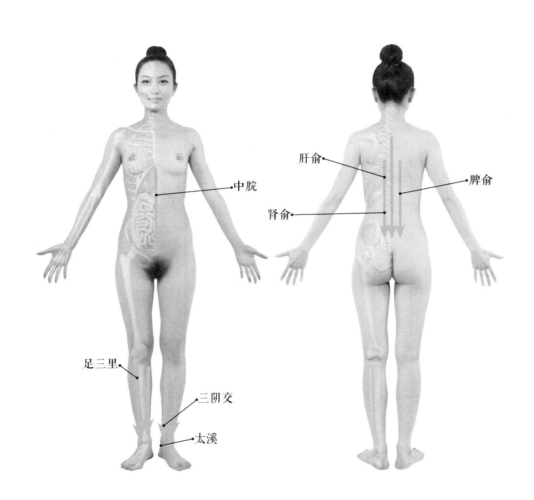

中脘

肝俞

脾俞

肾俞

足三里

三阴交

太溪

临床表现：颜面有淡褐色、深褐色或黑褐色的斑片，边界清晰，边缘常不整，日晒后加重，多呈对称性，无自觉反应。

刮痧基本步骤

刮痧体位：仰卧位和俯卧位。

刮痧的部位：背腰部、腹部、下肢。

刮痧的主要穴位：肝俞、脾俞、肾俞、中脘、足三里、三阴交、太溪。

刮痧基本操作

1. 刮拭背部的督脉循行区域，从身柱往下刮拭至腰骶部，20～30次。

---

2. 刮拭背部两侧的膀胱经循行区域，从肺俞往下经过肝俞、脾俞、肾俞刮拭至腰骶部，每侧20～30次。

---

3. 刮拭腹部正中的任脉循行区域，主要刮拭中脘局部区域，10～20次。

---

4. 刮拭下肢外侧胃经的循行区域，主要刮拭足三里区域，每侧10～20次。

---

5. 刮拭下肢内侧脾经的循行区域，主要刮拭三阴交区域，每侧10～20次。

---

6. 刮拭足部内侧肾经的循行区域，主要刮拭太溪区域，每侧10～20次。

❧ 大师有话说 ❧

经常吃富含维生素 C 的食物，可使色素减退，对预防黄褐斑大有益处。要尽量避免阳光直接照射皮肤。黄褐斑还与精神因素有关，如苦恼反而会加重病情，所以要精神愉快、心情开朗。

湿疹

湿疹是一种常见的过敏性炎症性皮肤病，好发于四肢、手、面、肛门、阴囊等处。湿疹常因接触过敏原而引发，如化学粉尘、油漆、药物等，强日晒、风寒、潮湿等也可引发。湿疹分布常呈对称性分布，且会反复发作和相互转化。

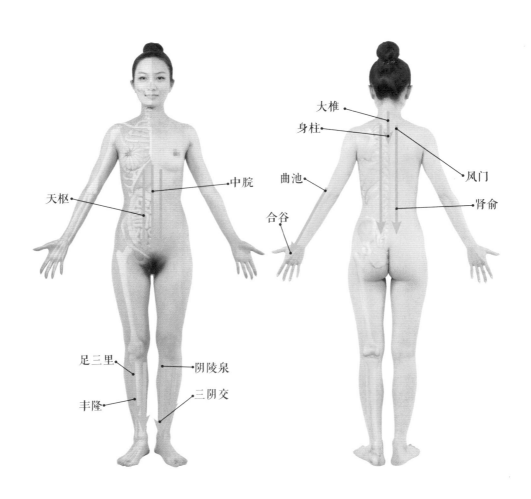

大椎
身柱
曲池
合谷
风门
肾俞
天枢
中脘
足三里
阴陵泉
丰隆
三阴交

临床表现：初为多数密集的粟粒大小的丘疹、丘疱疹或小水疱，基底潮红，逐渐融合成片。由于搔抓，丘疹、丘疱疹或水疱顶端被抓破后呈明显的点状渗出及小糜烂面，边缘不清。

刮痧基本步骤

刮痧体位：俯卧位和仰卧位。

刮痧的部位：背部、腹部、四肢。

刮痧的主要穴位：大椎、身柱、风门、肾俞、中脘、天枢、曲池、合谷、足三里、丰隆、阴陵泉、三阴交。

刮痧基本操作

1. 刮拭背部的督脉循行区域，主要从大椎至身柱，20 ~ 30 次。

---

2. 刮拭背部两侧的膀胱经循行区域，从风门开始往下，经过肺俞、肝俞、脾俞至肾俞，每侧 20 ~ 30 次。

---

3. 刮拭腹部正中的任脉循行区域，主要刮拭中脘区域，10 ~ 20 次。

---

4. 刮拭腹部两侧的胃经循行区域，主要刮拭天枢循行区域，每侧 10 ~ 20 次。

---

5. 刮拭上肢的肺经，从曲池至合谷，可分为掌部与手臂部分别刮拭，每段 10 ~ 20 次。

---

6. 刮拭下肢外侧的胃经循行区域，从足三里刮拭至丰隆，每侧 10 ~ 20 次。

---

7. 刮拭下肢内侧的脾经循行区域，从阴陵泉刮拭至三阴交，每侧 10 ~ 20 次。

❮ 大师有话说 ❯

　　患有湿疹的患者切忌擅自用药，千万不要在未经医生允许的情况下使用高浓度的止痒药，这样反而加重病情。经常挠抓会使皮肤不断遭受刺激而变厚，还会引起皮肤感染。也不可用碱性较大的肥皂，防止湿疹加重。注意个人卫生，衣服要宽松舒适，尽量选择纯棉制品。

银屑病

银屑病俗称牛皮癣，是一种慢性炎症性皮肤病，病程较长，有易复发倾向，有的病例几乎终身不愈。中医认为，本病多由风、湿、热之邪蕴阻肌肤，或营血不足，血虚生风起燥，皮肤失去濡养所导致。

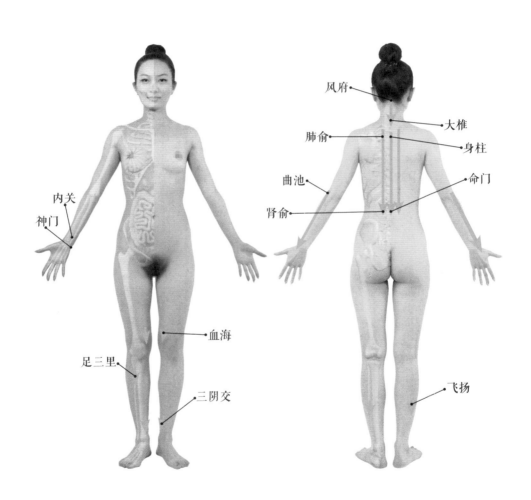

风府
大椎
肺俞
身柱
曲池
命门
肾俞
内关
神门
血海
足三里
三阴交
飞扬

临床表现：有界线清楚、形状大小不一的红斑，周围有炎性红晕。

刮痧基本步骤

刮痧体位：俯卧位和坐位。

刮痧的部位：头面部、背腰部、四肢。

刮痧的主要穴位：风府、大椎、身柱、命门、肺俞、肾俞、曲池、内关、神门、血海、三阴交、足三里、飞扬。

刮痧基本操作

1. 刮拭颈部的风府至大椎，10 ~ 20 次。若是棘突明显者，可用刮痧板棱角点压按揉椎间隙，从上到下，每个椎间隙 3 ~ 5 次。

2. 刮拭背部的督脉，从身柱刮拭至命门，可分为两段进行，每段 20 ~ 30 次。

3. 刮拭背部两侧的膀胱经，从肺俞往下经过肝俞至肾俞，可分为两段进行，每段 20 ~ 30 次。

4. 刮拭上肢的肺经循行区域，主要刮拭曲池区域，每侧 10 ~ 20 次。

5. 平刮前臂心包经与心经，心包经刮内关区域，心经刮神门区域，每段 10 ~ 20 次。

6. 用单角刮法刮拭下肢脾经的血海、三阴交，胃经的足三里，膀胱经的飞扬，每穴 10 ~ 20 次。

❮ 大师有话说 ❯

　　对于银屑病患者，提醒大家要保持好的精神状态面对自身病情，避免熬夜。宜用温水洗澡，禁用强碱性肥皂、洗发水等，需保持居室内空气新鲜和流通。要对自己病情能治好充满信心，相信有自信的心理、合理的治疗加上平日的预防，银屑病会早日远离大家。

皮肤瘙痒症

皮肤瘙痒是指皮肤无原发性损害，只有瘙痒及因瘙痒而引起的继发性损害的一种皮肤病。中医认为，本病多因风邪外袭，或因血热内扰，或血虚失养等所致。

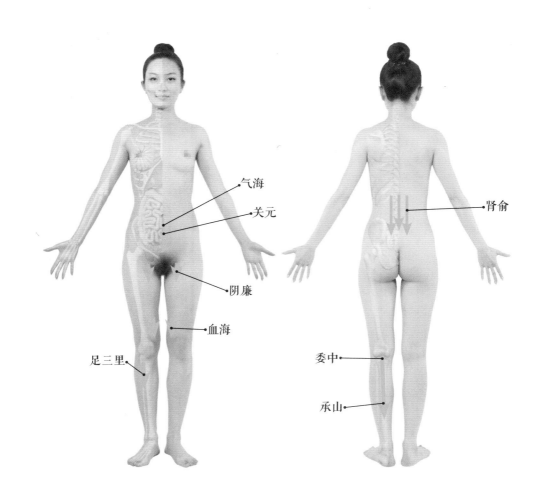

气海

关元

阴廉

血海

足三里

肾俞

委中

承山

临床表现：局部或者全身出现瘙痒，轻重不一，常阵发性加重。

刮痧基本步骤

刮痧体位：俯卧位和仰卧位。

刮痧的部位：背部、腹部、下肢。

刮痧的主要穴位：肾俞、气海、关元、阴廉、足三里、血海、委中、承山。

刮痧基本操作

1. 刮拭腰部正中的督脉，全部腰段，20～30次。

----

2. 刮拭背部两侧的膀胱经，从三焦俞起往下经过肾俞刮拭至腰骶部，每侧20～30次，以有温热感或出痧为宜。

----

3. 刮腹部正中任脉，从气海刮至关元，10～20次。

----

4. 用角刮法刮拭在腹股沟部肝经循行上的阴廉区域，20～30次，以局部有温热感或有出痧为宜。

----

5. 刮拭小腿外侧胃经循行上的足三里区域，从上往下刮拭，10～20次。

----

6. 刮拭大腿内侧脾经上的血海区域，10～20次。

----

7. 刮拭小腿后侧的膀胱经循行区域，从委中刮拭至承山，10～20次。

❦ 大师有话说 ❦

患有皮肤瘙痒症的患者，要注意补水。白开水是消毒和补水的最佳良药，尤其早晨在起床后和临睡前喝上一杯温开水，有助于缓解皮肤瘙痒。全身性瘙痒患者应减少洗澡次数，不要过度搓洗皮肤，不用碱性肥皂。而洗澡的水温不宜过烫，因为水太烫会破坏皮脂膜，造成皮肤微小的损伤，加重瘙痒。

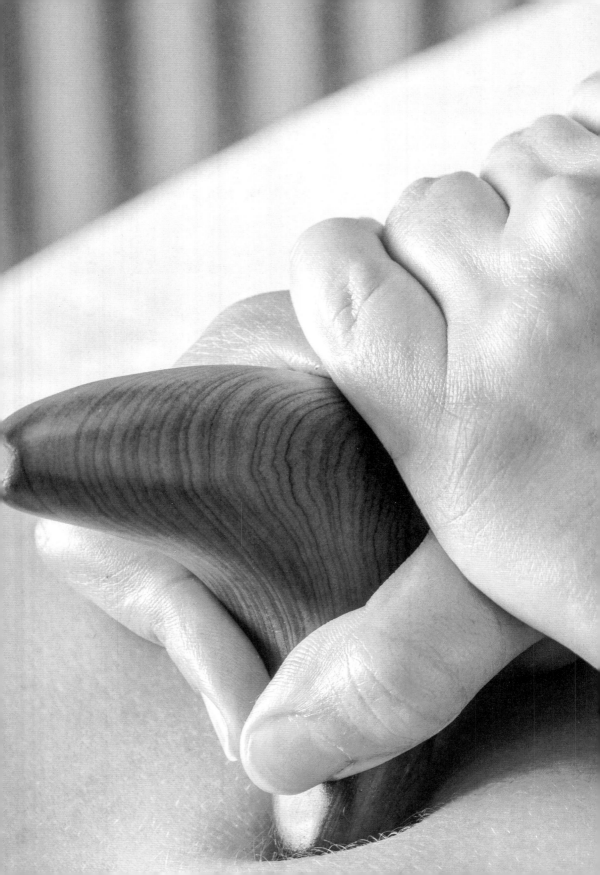